JN021388

日常臨床で使える

認知行動療法ハンドブック

編集

工藤　喬 大阪大学キャンパスライフ
健康支援・相談センター教授

大野　裕 一般社団法人認知行動療法
研修開発センター理事長

中外医学社

● 執筆者一覧（執筆順）

満 田　　大　慶應義塾大学医学部精神・神経科学教室

中 川 敦 夫　聖マリアンナ医科大学神経精神科学教室 教授

工 藤　　喬　大阪大学キャンパスライフ健康支援・相談センター 教授

菊 地 俊 暁　慶應義塾大学医学部精神・神経科学教室 講師

藤 澤 大 介　慶應義塾大学医学部 准教授

堀 越　　勝　国立精神・神経医療研究センター認知行動療法センター 特命部長

蟹 江 絢 子　国立精神・神経医療研究センター認知行動療法センター 客員研究員，東京大学医学部附属病院 医師

片 柳 章 子　国立精神・神経医療研究センター認知行動療法センター 客員研究員

菊池安希子　武蔵野大学人間科学部人間科学科 教授

高 部 知 子　医療法人京都新生十全会 顧問，公認心理師，精神保健福祉士

石 井 朝 子　ヒューマンウェルネスインスティテュート 代表

はじめに

　私と認知行動療法との出会いの話をさせてください．

　私は精神科医ですが，極めて分子生物学的な研究領域で仕事をしてきました．もちろん，臨床の業務をしなければならないので，精神療法的な技法も必要でした．それに対しては，先輩に少し教えられたことや本などを少し読んで，自分なりにやりくりしていました．きっちり精神療法を学ばないといけないとは思っていましたが，今さら精神分析療法など難解なことにチャレンジする根性もなく，「我流」精神療法でお茶を濁していました．

　10年以上も前になりますが，私はとある学会のランチョンセミナーに昼食を取るべく参加しました．それは，共編者である大野裕先生の認知行動療法に関するものでした．当時，認知行動療法に対する私の理解は浅く，さまざまな手法を駆使する，ちょっと面倒くさい感じの精神療法と受け止めていました．私はお弁当を食べながら，大野先生のお話を聞き始めました．大野先生の優しくかつ明快な認知行動療法についての解説に思わず箸を止め，メモを私は取り始めました．衝撃的でした．精神療法の勉強について，難解で面倒くさいと敬遠してきた私にとって，実際にできそうな精神療法に出会った瞬間でした．認知行動療法は極めて理論的なものだったのです．早速，大野先生に弟子入りをお願いして，温かく迎えてくださり，「不肖の」弟子の私の今の存在があります．

　今回，中外医学社さんより，日常臨床に対する実践的な認知行動療法のハンドブックのお話がありました．実践的なものにするため，対象疾患に分けてそれらの認知行動療法のエキスパートの先生に執筆をお願いしました．個々の疾患の具体的な認知行動療法の実践を理解していただけると思います．

　個々の疾患の必要な部分を読んでいただいて結構なのですが，是非，初学者の方は通読をお勧めします．それにより，私が大野先生のセミナーで味わった衝撃を感じていただけたらと切に希望します．

　　2023年1月

　　　　　　　大阪大学キャンパスライフ健康支援・相談センター　教授

　　　　　　　　　　　　工　藤　　喬

目　　次

8 パーソナリティ障害群

〈石井朝子〉128

認知行動療法:
概説とうつ病の認知行動療法

　認知行動療法は，うつ病や不安障害にとどまらず現在ではさまざまな精神疾患に対する治療法の一つとして試みられている．2010年には習熟した医師が気分障害に対してマニュアルに基づいて実施する認知療法・認知行動療法が診療報酬の対象となり，さらに2016年にはその対象が強迫症，社交不安症，パニック症，心的外傷後ストレス障害といった不安症にも広がっている．米国では2001年にレジデント研修に際して精神療法が必修となり，その後の改定で支持的精神療法，精神力動的精神療法，認知行動療法の3つの精神療法が特定された．今や認知行動療法は治療法の一つとして単に知っているだけでよいレベルではなく，薬物療法と並んで実践，または適切にリファーできる能力が求められるといえる．しかしながら，「認知行動療法は活動記録表やコラム法を行う治療法である」などの短絡的な誤解も生まれているのも事実であり，こうした誤解によって実施される認知行動療法は患者への悪影響はもちろんのこと，認知行動療法そのものへの誤解を招くことにもつながりかねない．

　ここでは認知行動療法がどのようなモデルに基づき，どのように患者を理解し，その理解をどのような枠組みのもとで患者の困りごとの改善につなげていくのかについて，基本的な項目を概説する．

認知行動療法とは

▶認知行動療法の確立

　認知行動療法は米国のアーロン・ベックにより確立されたが，その歴史的経緯を述べる．

　1959年，ベックはペンシルバニア大学精神医学の助教になり，精神分析の仮説を裏付ける研究として，うつ病患者を用いた夢の研究を開始した．ここでベックが検証しようとした精神分析的仮説は，「うつ病は敵意の反転（自分

に向けられる攻撃性）に起因する」というものであった．しかし，得られた実験結果からは，仮説に反し，「うつ病の人は失敗を求めているのではなく，自分自身についてや，自分が幸せになる力についてネガティブな見方をするために，現実を歪めている」という結論を得た．すなわち，夢を，隠された（抑圧された）観念や願望の反映と考えるのではなく，患者の持つ自己観がそのまま組み込まれていると考えるほうが自然であるとしたのである．この研究結果が，ベックが精神分析と決別し，新しい認知行動療法理論確立の経緯となったのである❶．

　また，同時期にベックは「自動思考」の発見をしている．ベックがあるうつ病患者に自由連想を行っている時，患者が怒ってベックを非難しだした．そこで，患者に気持ちを尋ねたところ，驚いたことに，「こんなことを言うべきではなかった．医者を責めるのは間違っている．嫌われてしまうだろう」という自責の念を語った．他の患者でも調べてみると，治療セッション中に口に出さない考えを抱いていることがわかった．ベックはこれを「自動思考」とし，随意的思考に比べると意識されないが，患者の体験に一つ一つ注釈をつけていくことがわかった．さらに，ベックはうつ病の人の場合，この「自動思考」がネガティブに偏っていることを見出した❷．

　1970年代になり，心理学に「認知革命」の潮流が出現した．「認知革命」は，行動療法のオペラント・モデルから，情報処理すなわち認知が人の行動

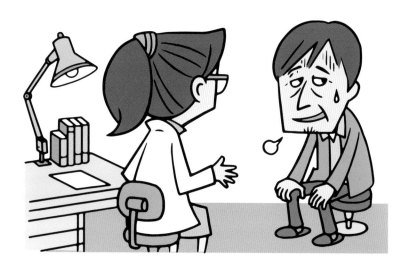

JCOPY 498-22944

や行動変容に果たす役割を認め，重要視するモデルへの転換を意味した．この「認知革命」の潮流とベックはお互いに影響し合い，認知行動療法における認知の重要性を確立し，従来の行動療法と一線を画することとなった[3]．

1979年，ベックはそれまでの研究を基に「うつ病の認知療法」を出版し，現在まで認知行動療法の基盤となっている．

▶認知行動モデル

環境変化あるいは刺激に対し何らかの行動を起こすことが生物の生物たる所以である．生物の進化の過程で感覚器官が複雑化し記憶量が増大していくと，これらの情報を収集して脳で統合・処理し，行動の仕方を決定するような情報処理過程が必要となった．「認知革命」によれば，この情報処理過程は認知と同義であるが，さらに，行動を効率よく一気に起こさせるために，感情を媒体とした短絡的な認知が発達していった．すなわち，情報処理は意識されない状態で行われ，感情というモニターによって行動が行われるようなシステムが発達していった 🎨図1．

このような短絡的認知を必要とした要因としては，緊急事態への迅速な対

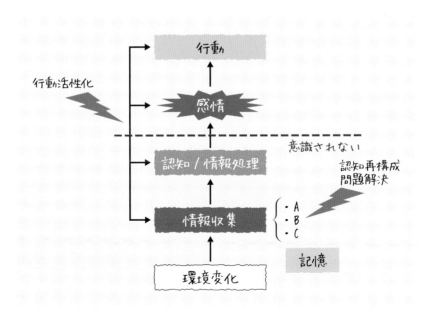

🎨図1 認知，感情，行動の関係

処の必要性があげられる．たとえば，天敵に遭遇した時，それにどう対応して行動を起こすかの決定は一刻を争う緊急事態であり，認知を一瞬にして（意識されずに）行い，感情を駆り立てて，ある行動へ一気に導く必要がある．すなわち，「怒り」を駆り立てて相手を攻撃するのか，「恐怖」を駆り立てて相手から逃避するのかなどを瞬時に決定するのである．

この短絡的認知を基盤とするシステムは緊急事態以外でも日常に普遍的に取り入れられている．しかし，認知の基盤となる情報が的確であれば問題はないが，情報が誤りであったり，情報量が不足していたりすると，瞬時に行う認知，さらにはそれに導かれる感情を誤らせ，間違った行動を起こさせることになる．すなわち，患者の行動や感情あるいは気分は，患者の認知によって大いに影響を受けるという「認知行動モデル」が提唱されるのである．

本章で述べる認知行動療法の各種ツールは，短絡的認知のための情報収集をいかに適正化するかに作用点がある．すなわち，認知再構成法や問題解決技法はまさしく情報の適正化をもくろむものであり，行動活性化法も行動することにより，新たな情報を得たり，過去の実績（記憶）を生かしたりして，情報量を増やすことを行っていると解釈ができよう ✍図1．

▶認知行動療法の基本的概念

認知行動療法では，患者の気分や行動が患者自身の物事に対する捉え方や解釈を示す認知によって影響を受けるという認知行動モデルに基づいている．つまり，気持ちや行動は出来事から直接影響を受けるのではなく，その時に浮かんだ考え・イメージ，すなわち自動思考によって変化すると考える ✍図2．うつ状態の人がある出来事に遭遇すると，その出来事に対する悲観的，ネガティブな認知により不快な気分，非健康的な行動パターンになって全体が悪循環に陥ると考える．気分は患者自身による直接の改善がなかなか難しいのに比べて，認知や行動の改善は比較的アプローチしやすいため適応的な考えや健康的な行動パターンを獲得するといった形で認知と行動の修正を図ることで気分が改善し，悪循環が解消されるのである ✍図3．なお，認知の構造に関してはある状況下で自然発生的に湧き起こる考えやイメージを示す自動思考と，さらにその根底にあるその人の人生観や価値観に基づくスキーマがあると考えられている．

JCOPY 498-22944

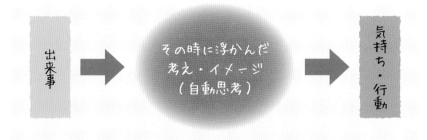

われわれの気持ちや行動は出来事に直接影響を受けるのではなく
その時浮かんだ自動思考(=認知)によって変化する

🎨 図2 基本的な認知行動モデル

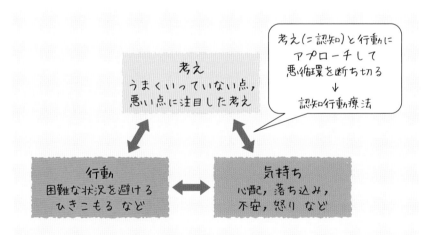

🎨 図3 考え，行動，気持ちの悪循環

▶共同的経験主義

　認知行動療法では今ここで起こっている（here and now）問題について，患者と共にその解決法を探っていく問題解決的アプローチが基本となる．問題解決というとどこかドライな対応というイメージで，これも時に認知行動療法への誤解の一つとしてあげられるが，一緒に協力しながら問題解決にあ

たるには患者との強固な治療関係が不可欠であり，その構築には全ての精神療法に必須の能力である共感，温かさ，誠実さは基本中の基本となる．こうした基本的態度をベースとして一緒に問題を整理し解決に向けて知恵を探っていく．これを共同的経験主義とよぶ．セッションを通じて問題解決に向けたさまざまな方法について一緒に検討し，それを実際に患者が生活の中で経験していくことが重要である．認知行動療法はセルフケアの治療法ともよばれているが，患者が自身の良き治療者となれるよう，最初のうちは治療者主導で進められる認知行動療法が先に進むにつれて徐々に患者主導となり，最終的には患者単独で問題解決に対応できる力をつけてもらうことを目指す．患者への説明では教習所を例にあげるとわかりやすい 🎨図4．最初は教官が手取り足取りしながらエンジンの掛け方から運転技術に至るまで教えていくが，路上教習に出て仮免許を取得し，最後は免許を取得して一人で運転ができるようになるプロセスと同じであると伝えている．単独運転といってもまだ初心者なので，認知行動療法が終了するまでにマスターまではいかないが，おおよそのセルフケアができるようになることを目指しましょうと説明するとイメージもしやすい．

　患者は経験を通して自身への対処について学んでいくことは先に触れたが，もう一つ重要なのは患者自身の気づきを促すために，認知行動療法ではソクラテス式問い（誘導による発見 guided discovery ともよばれる）を用いる．認知行動療法は教育的であるといわれるが，これは学校の先生と生徒の

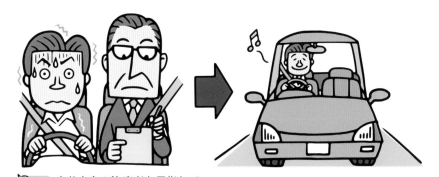

🎨図4　自分自身の治療者を目指して
自動車の教習所において，最初は教官から運転技術を学ぶが，最終的には一人で運転できるようになることを目指すように，認知行動療法でも問題解決を一人でできるようになることを目指す．

JCOPY 498-22944

ように一方的に教えることを指すのではない．後に紹介する活動記録表を患者と一緒に見ながら，治療者が「あなたは○○な傾向があるようですね」と言ってしまっては患者の気づきにはならないため，「この記録表を見て何か気づいたことはありますか？」などと質問しながら気づきを促していくスタンスが重要となる．

治療の構造化

　認知行動療法は短期の構造化された精神療法といわれている．これは問題解決を効率的に進め，学習効果を高めるためである．標準的には週1回50分のセッションが5〜20回行われ，対象となる疾患によっては，1セッションの時間を短縮して行う場合もあるが，いずれにせよ限られた期間の中で患者の問題を整理して絞り込み，その間で問題の解決を目指していく．

　認知行動療法の全体構造としては，大きく序盤，中盤，終盤に分かれる 図5．序盤ではインテーク面接を行い問題の経過を聴取する中で治療関係の構築に努める．さらに問題の整理を進めながら，なぜ現在の状態になってしまったのか，なぜ現在の状態が続いているのかについて多面的にアセスメントし治療目標を設定する症例の概念化を行う．中盤では治療目標に合わせて設定された治療プランに合わせて個別スキルの獲得を目指して経験を積んでいく．終盤ではこれまでの治療を振り返り，再発予防に向けてこれまでの獲得スキルの確認や今後の対策について話し合う．治療の終結にまつわる不安について検討しておくことも重要である．また，当初の問題がまた生じていないか，スキルが実践できているかの確認を目的としたブースターセッションの準備も進める．なお，問題の解決に十分に至らず，数回のセッション追加が問題解決に有効と判断される場合にはセッションの回数を延長することも検討する．

　全体に加えて毎回のセッションも構造化されている 図5．ここでも序盤，中盤，終盤と大きく3つのパートに分かれている．セッションの序盤では最初に疾患に合わせて質問紙に予め記入してもらい症状チェックを行う．もしそこで希死念慮や絶望感が高まっている場合などはリスク評価を行い，その日のアジェンダに設定する必要があるかどうかを検討する．また，ここでは前回からの症状の概要を把握することが目的なので，症状について詳細に語る場合には「話の途中ですみませんが，先週と比べてあなたのうつや不

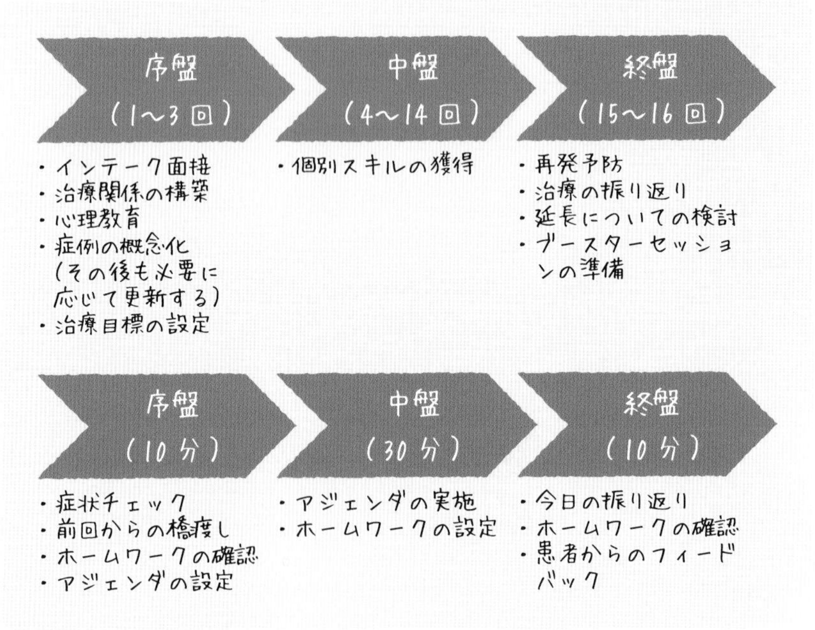

図5 セッションの構造化

安がどうだったか，簡単に教えてもらえますか？」などと聞くようにする．次にそのセッションで取り上げるテーマであるアジェンダの設定を行う．限られた時間を有効活用し，その効果を最大とするには 1 セッションで扱うアジェンダは 1〜2 つとなる．最初のうちは患者もアジェンダの設定という構造に慣れず，治療者主導で行われることも多いが，治療の後半以降は患者自らが設定することが多くなってくる．アジェンダ設定の後は前回のセッションからの橋渡しとして，前回に話し合われたことの確認を行う．序盤の最後にはホームワークの確認を行う．ホームワークというと，学校の宿題のように教師が生徒に一方的に出すイメージがあるが，認知行動療法ではそのセッションで学んだスキルや検討課題を次のセッションまでに生活の中で患者に実践してもらうため，治療者が押しつけるものではなくセッションの話し合いの中で決まってくるものである．患者には，「治療の効果を最大限にするには，ここで学んだことを生活の中で生かすためにセッション以外の時間も使っていくことが必要なのでホームワークがある」と説明すると抵抗感なく受け入れられて，患者の治療への動機づけも高まることが多い．ホームワー

JCOPY 498-22944

クの確認を怠ると治療関係にも影響し，ひいては治療そのものへの悪影響が出てしまうため必ず確認を行う．また，確認時にホームワークができなかった場合はこのことをアジェンダに設定するかどうかを検討する．セッションの中盤では設定されたアジェンダを実施し，その中で出てきた課題や練習したスキルを次回までのホームワークとして設定する．ここでは患者の理解を確認するため話し合いの内容を何度かフィードバックしていく．終盤では今日のセッションの振り返りを行う．ここでも患者の理解を確認するために，今日の内容を患者自身にまとめて話してもらうようにする．さらに次回までのホームワークを確認し，最後に患者から治療者へフィードバックをしてもらう．これも最初のうちは治療者にフィードバックするなんてと尻込みする患者が多いが，「治療に関して疑問を抱いたままセッションだけが進んでしまっては十分な治療効果は期待できないので，一緒に症状の改善や問題解決に取り組んでいけるよう，何か気になることがあれば遠慮なく話してください」と予め説明しておくと，治療関係の構築にもプラスに働いて治療を円滑に進めることにもつながる．

症例の概念化

認知行動療法は単に認知の修正をしたり，活動を増やすというように各技法を患者に当てはめることを目的とした治療法ではない．うつ病であれ不安症であれ，患者が抱える問題は個々に置かれた状況によって大きく異なるため，その患者に合わせて認知行動療法をいわばオーダーメイドしていく作業が不可欠である．このように患者の問題を過去から現在に至るまで包括的にアセスメントし，問題解決のための作業を進めるための地図となるのが症例の概念化（定式化）である． 図6 のように，① 診断/症状，② 形成期の影響，③ 状況的な問題，④ 生物学的，遺伝学的および医学的要因，⑤ 長所と強み，⑥ 自動思考，情動，行動のパターン，⑦ スキーマに関する情報をもとに作業仮説を立て，患者と共に治療目標を練りながら，その目標の達成のために設定した治療プランを実行に移していくのである．以下では各項目のポイントをあげる❹．

診断/症状では，DSM-5（精神疾患の診断・統計マニュアル第5版）の診断基準に沿って現在ある症状を記載していくが，単に症状があるかどうかだけではなく，そうした症状が患者の社会生活や日常にどう影響しているかを

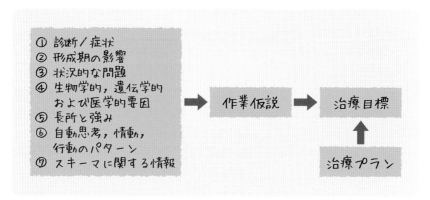

🐾図6 症例の概念化

考えながら親身に耳を傾けていく．形成期の影響では，発達過程での出来事や家族の精神疾患の既往，家族内の人間関係について，現在の症状形成や対人関係のあり方にどのように関与しているのかを意識して聴いていく．状況的な問題では，発症の契機となった誘因と，症状を持続させている誘因の2つの視点を念頭に置いて評価していく．発症に際しては，複数の要因が関連していることが多いとされる．また，持続要因については何が要因であるかだけではなく，その要因に患者がどのように対応しているかにも留意していく．生物学的，遺伝学的および医学的要因では本人と家族に関してあれば記載する．長所／強みでは，どうしても患者同様にマイナス面に目が行きがちなところを，患者が元々持っている強みだけではなく，つらい中でも行っている工夫にも目を向けていく．自動思考，情動，行動のパターンでは，現在患者が動揺した3つの場面について，実際に「〜な出来事があった時，あなたはどんな考えやイメージが頭に浮かびましたか？」，「その時はどんな気分でしたか？」，「その時どんな行動をとったのですか？」と質問しながら聞き取り書き出していく．スキーマでは，患者の発達歴や過去の体験をとおして形成されたスキーマを記載していくが，治療の進展とともに書き直され，より的確なものになっていく．作業仮説では，概念化の要約として症状形成に影響を与えている認知的要因と行動的要因について，縦断的かつ横断的にアセスメントする．縦断的概念化では発達過程や家族関係がスキーマの形成にどう関与し，きっかけとなる発症要因につながっていくのかについてまとめる．横断的概念化では発症要因や持続要因がどのように患者の自動思考や気

JCOPY 498-22944

分，行動に影響を与えているのかをまとめる．治療目標の設定にあたっては，全般的目標と具体的目標に分けて考えるようにする．全般的目標は将来に向けての大きな目標であり，具体的目標が全般的目標を達成するための具体的な各ステップとなる．目標の設定にはその目標が患者にとって重要かどうか，自分でコントロールできるかどうか，具体的で現実的かどうかの視点で検討していく．最後に治療プランとして，これまでの情報をもとに認知行動療法での各技法，薬物療法，環境調整を含めた具体的方法を記載する．

　概念化の作業は一度作成したら終わりではない．治療がうまく進んでいない時は概念化の修正を検討する必要がある．治療を進める中で，新たに得られた所見や情報を適宜取り込んで概念化の作業を更新し，目の前の患者に有用な指針となるよう努めていかねばならない．

認知行動療法での技法

　認知行動療法での技法は，最初に技法ありきではなく症例の概念化によって導き出された治療プランに基づき選択，実施されていくものである．技法はいくつかの種類があるが，ここではうつ病に対する認知行動療法を例として，技法の中でも代表的な行動療法的アプローチと認知療法的アプローチを紹介する．

うつ病に対する認知行動療法

　うつ病に対する認知行動療法は，**匝表1** のようにマニュアルに基づき週1回45分間のセッションで，12〜16回実施されるのが標準的である．患者にもテキストが配布される．最初は患者の抱える問題を包括的に理解するための症例の概念化を行い，治療目標を設定するというように，各ステージでのアジェンダが明記されている．しかしここで注意が必要なのは患者の状態や理解度に十分に留意せずに杓子定規で治療を進めてしまうことである．これは誤ったマニュアルの使用法である．マニュアルに記載されたステージやアジェンダはあくまで目安であり，各患者に合わせて柔軟に運用していくことが求められる．したがって，治療開始前に患者にも進行はあくまで目安であることを伝えておく必要がある．

　うつ病に対する認知行動療法では最初に患者の活性化として，行動療法的

表1 うつ病に対する認知行動療法のマニュアル

ステージ	セッション	目的	アジェンダ	使用ツール・配布物
1	1〜2	症例を理解する 心理教育と動機付け 認知療法へ social-ization	症状・経過・発達歴などの問診 うつ病，認知モデル，治療構造の心理教育	うつ病とは 認知行動療法とは
2	3〜4	症例の概念化 治療目標の設定 患者を活性化する	治療目標（患者の期待）を話し合う 治療目標についての話し合い 活動スケジュール表など	問題リスト 活動記録表
3	5〜6	気分・自動思考の同定	3つのコラム	コラム法 〜考えを切り替えましょう
4	7〜12	自動思考の検証 （対人関係の解決） （問題解決技法）	コラム法 （オプション: 人間関係を改善する） （オプション: 問題解決）	バランス思考のコツ 認知のかたよりとは 人間関係モジュール 問題解決モジュール
5	13〜14	スキーマの同定	上記の継続 スキーマについての話し合い	「心の法則」とは 心の法則リスト
6	15〜16	終結と再発予防	治療のふりかえり 再発予防 ブースター・セッションの準備 治療期間延長について決定する	治療を終了するにあたって

アプローチの一つである行動活性化が推奨されている．うつ病では抑うつ気分や気力低下によって元気な時と比べて活動性が低下し，そのことで抑うつ気分や気力低下がさらに悪化するという悪循環に陥りやすい．こうしたいわゆる気力低下や動揺モードに患者がある場合には，まずは本人が達成感や喜びを感じたり，リラックスできる活動を少しずつ増やして徐々に問題解決モードに向けていく必要がある 図7．これが行動活性化とよばれる技法で，ここでは活動記録表 表2 とよばれる用紙を使って1時間単位でその時の活動やその際の気分について記載してもらい，これをもとに次のセッションで気分良く過ごせる活動を生活に取り入れたり，反対に気分が悪くなる活動を同定しながら，さらなる活動プランを検討していく．また近年では，喜びや達成感が得られる活動を増やすだけではなく，本人の問題解決を遠ざけてしまう回避につながるような活動の同定とその対応や，患者が価値を置

JCOPY 498-22944

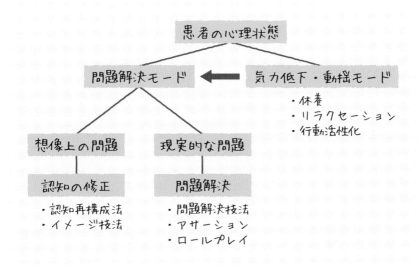

図7 問題解決に向けたアプローチ
(Beck AT, Beck J. 古川壽亮, 監修. Beck & Beck の認知行動療法ライブセッション. 東京: 医学書院; 2008 を基に作成)

く活動を増やすことに焦点を当てた新たな行動活性化療法が注目を集めている.

　患者が問題解決モードになってきた段階で，患者の抱える問題が想像上の問題か現実的な問題かによって選択される技法が異なる．想像上の問題である場合には，認知療法的アプローチの一つである認知再構成法を行う．うつ病の思考パターンの特徴として，自己・世界（周囲）・将来に関するネガティブで非機能的な認知（認知の三徴とよばれる）がある．こうした偏った認知に気づき現実に沿ったバランスの良い考え方を取り戻すことを目指す．気分が動揺したある特定の状況について，思考記録表（コラム）とよばれる表に記載していく **田 表3**. 次にその時の気分を点数化して記録し，さらに自動思考としてその時に浮かんだ考えやイメージを書き，特に気分に影響したと思われる思考をホットな思考としてチェックしておく．次のステップとしては，自動思考の検討としてどういった特徴があるかを同定し **田 表4**，なぜそういった考えに至ったのか（根拠），反対に自動思考に反する事実（反証）が他にないかを患者と一緒に振り返り検討していく．最終的に自動思考に替わる適応的思考を導き出し，適応的思考で状況を改めて振り返った時に最初の

表2 活動記録表（各々活動の気分の良さを％で記入してもらう）

	月曜日（4/1）	火曜日（4/2）	水曜日（4/3）	
5～6 時				
6～7 時	起床 30%	起床 30%	起床 30%	
7～8 時	通勤 20%	通勤 20%	通勤 20%	
8～9 時	仕事 30%	仕事 30%	仕事 30%	
9～10 時				
10～11 時				
11～12 時	会議 20%			
12～13 時				
13～14 時			上司に怒られる 10%	
14～15 時				
15～16 時		プレゼン 30%		
16～17 時				
17～18 時				
18～19 時	退社 70%	退社 70%		
19～20 時	夕飯 80%	夕飯 80%	退社 40%	
20～21 時	お風呂 80%	お風呂 80%	夕飯 40%	
21～22 時	読書 80%	読書 80%	お風呂 60%	
22～23 時	寝る 70%	寝る 70%	読書 60%	
23～24 時			寝る 40%	

表3 思考記録表（コラム）の実際

状況	先週金曜日の夕方に，取引先への連絡について上司に確認したが，目も合わさずに怒ったような口調で返事が返ってきた
気分	悲しみ 80%　絶望感 90%
自動思考	・上司は私に能力がないと思っている ・取引先とのやり取りもうまくいかないに違いない
根拠	・上司は私と目を合わさなかった ・私は今の仕事に関する経験が少ない
反証	・上司は忙しく余裕がない時，目を合わさずに話すことが多い ・上司からはすでにいくつか仕事を頼まれている ・これまで取引先とのやり取りで問題が発生したことはない
適応的思考	・上司は目も合わさなかったが，上司は忙しく余裕がない時，目を合わさずに話すことが多い ・私に能力がないと考えるのなら，そんな私に仕事を頼むことはないだろう ・これまで取引先とのやり取りで問題が発生したことはなく，今回のことで取引先とうまくいかないと断定はできない
気分の変化	悲しみ 80→30%　絶望感 90→20%

JCOPY 498-22944

木曜日 (4/4)	金曜日 (4/5)	土曜日 (4/6)	日曜日 (4/7)
起床 10%	起床 30%		
通勤 20%	通勤 20%	起床 70%	
仕事 20%	仕事 30%		友人とゴルフ 70%
		家族と外出 80%	
	取引先から連絡 80%		
取引先と面談 30%			
		子供とお風呂 90%	
			帰宅・夕飯 60%
	同僚と飲み会 80%	子供とゲーム 90%	
退社 50%			テレビ 80%
		DVD 80%	ぼーっとする 30%
お風呂 50%	帰宅 70%		
寝る 40%	寝る 60%	寝る 90%	寝る 20%

表4 自動思考の特徴

思い込み 決めつけ	根拠もないのに悪いネガティブな結論を出してしまう （例）仕事でミス→「私はいつも失敗ばかりだ」
白黒思考	0か100かのように極端に考えたり，完璧を求めすぎてしまう
拡大解釈と 過小評価	自分にとって都合の悪いことは必要以上に大きく捉え，反対に良かったことを小さく考えてしまう
自己批判	良くないことが起こった時に，実際には複数の原因が考えられるのに，自分に非があると必要以上に関連づけて自分を責めてしまう
深読み	相手の気持ちや考えを根拠なく一方的に予測してしまう
先読み	自分で悲観的な予測を立ててしまう．その予測に沿って行動するため，うまくいかずその予測をさらに信じてしまう

気分がどのように変化したかを確認する．もし気分に大きな変化が見られない場合は，改めてコラムを見直し，各項目が適切に記載されているかを確認してみる．自動思考に偏りが見られない場合には以下の問題解決技法を行う．

問題解決技法は行動療法的アプローチの一つであるが，問題の解決に向け

て以下の手順で実施していく．① 問題を絞り込み，課題を設定する，② 問題に取り組む気持ちを引き出す（考えが切り替えられない場合は認知再構成法へ），③ ブレインストーミングを行ってできるだけ多くの解決策を出す，④ 出された解決策の長所や短所，実行可能性やその効果について検討し解決策を決める，⑤ 決めた解決策を実行するためのプランを作成する，⑥ プランを実行する，⑦ 実行した結果について検証する，といったステップを繰り返して，問題解決による達成感の獲得や気分の改善を目指していく．

良質な認知行動療法提供のために

　英国の NICE（National Institute for health and Clinical Excellence）ガイドラインではうつ病の認知行動療法実施に際して，能力のある治療者が治療にあたるよう定めている．一定の能力に達していない治療者が行うと，強引に技法を進めて症状を悪化させたり，治療関係が構築できずに治療が中断するといった，いわゆる認知行動療法の副作用ともよべるような状況を生み出してしまうことにもつながりかねない[❺]．能力のある治療者には具体的にどのような要素が必要かについては，治療者の能力要件として心理・社会的治療における一般的能力，認知行動療法の基礎知識，認知行動療法の実践能力，メタ能力（応用力）の 4 つがあげられている[❻]．一般的能力は先にも触れたように，患者との治療関係の構築や共感的態度，治療目標を患者と共有できることを指す．これらは問診や評価，傾聴といったトレーニングで学習し，その評価は治療関係尺度（Working Alliance Inventory）などで行う．基礎知識は認知行動モデルなどの基礎理論や治療の構造化など進め方に関する知識である．講義や書籍，陪席などを通じて学習し，評価に関しては認知行動療法の基礎知識を問う認知療法認識尺度（Cognitive Therapy Awareness Scale）があり，トレーニングを受ける前提として 40 点満点中 30 点台の得点が推奨されている．実践能力については，得た知識を実際の治療場面で適切に扱うことができるかが問われ，個々の症例に対する総合的な対応に関するメタ能力（応用力）へとつながる．これらは実際に認知行動療法を実施し，症例をスーパービジョンや症例検討会に提出しフィードバックを受けることで学習していく．評価では治療者の能力に関するモニタリングとして，症例の概念化を評価するための認知的概念化尺度（Cognitive Formulation Rating Scale: CFRS）や，各セッションを評価する認知療法尺度（Cognitive Therapy Scale:

表5 認知療法尺度

基本的な治療スキル	概念化, 方略および技術
● アジェンダの設定	● 誘導による発見
● フィードバック	● 中心となる認知または行動に焦点を当てる
● 理解力	● 変更へ向けた方略の選択
● 対人能力	● 認知行動的技法の実施
● 協同作業	● ホームワーク
● ペース調整および時間の有効活用	

スーパーバイザーは 0（劣悪）〜6（素晴らしい）の 6 段階で評定
国際認知療法協会では 40 点以上が条件になっている
(Wright JH, Thase ME, Basco MR. 大野　裕, 訳. 認知行動療法トレーニングブック. 東京: 医学書院; 2007. p.307-11 より作成)

CTS）がある．認知行動療法の国際機関である Academy of Cognitive Therapy によれば，CFRS では 24 点中 20 点が合格基準とされ，CTS は 66 点中初期の基準では 30 点以上，治療者の認定レベルとしては 40 点以上が設定されている **表5**.

　治療者はこうしたモニタリングを含むスーパービジョンを定期的に受けながら，認知行動療法の能力向上に向けて絶え間なく学習，トレーニングに励んでいかねばならない．こうした積み重ねが良質な認知行動療法の提供にもつながることになる．

おわりに

　本稿では，認知行動療法がどのようなモデルに基づき，どのように患者を理解し，その理解をどのような枠組みのもとで患者の困りごとの改善につなげていくのかについて，基本的な項目を概説した．また，うつ病の認知行動療法の基本についても概説した．うつ病に対する認知行動療法は，保険点数化がなされ，厚生労働省事業での認知行動療法スーパービジョンが開始されるなどわが国において少しずつ実施体制が整備されつつあり，わが国のうつ病治療では標準的治療である薬物療法を補う治療法のひとつとしてさらなる発展が期待される．さらに最近の動向としては，コンピュータやインターネットを使用した認知行動療法プログラムの効果の報告が増えてきている．わが国の医療場面における認知行動療法のさらなる普及・均てん化が期待される．

文献

❶ マージョリー・E・ワイスハー. 大野 裕, 監訳. アーロン・T・ベック 認知療法の成立と展開. 東京: 創元社; 2009. p.46-7.

❷ マージョリー・E・ワイスハー. 大野 裕, 監訳. アーロン・T・ベック 認知療法の成立と展開. 東京: 創元社; 2009. p.42-4.

❸ マージョリー・E・ワイスハー. 大野 裕, 監訳. アーロン・T・ベック 認知療法の成立と展開. 東京: 創元社; 2009. p.57-60.

❹ 大野 裕. 認知療法・認知行動療法治療者用マニュアルガイド. 東京: 星和書店; 2010. p.23-9.

❺ 菊地俊暁. 平成25-27年度厚生労働科学研究費補助金（障害者対策総合研究事業）分担研究報告書認知行動療法の副作用―副作用評価ツールの開発と頻度調査および治療因子との関係について―.

❻ 藤澤大介. 平成23年度厚生労働科学研究費補助金（障害者対策総合研究事業）分担研究報告書 認知行動療法の研修システムに関する研究. 2012. p.11-5.

〈満田 大　中川敦夫　工藤 喬〉

JCOPY 498-22944

2 認知行動療法と薬物療法との併用

　あらためて記すことではないかもしれないが，精神科の治療というと，大きくは 2 つに分けられる．1 つは薬物や刺激療法（電気けいれん療法，経頭蓋磁気刺激など）を用いた身体的な治療，1 つは心理社会的な治療である．心理社会的治療をどのように定義するかは議論のあるところだが，「対象者に物質以外の何らかの働きかけによって変化を生じさせる治療」とするとわかりやすいかもしれない．「働きかけ」には，薬剤などの化学物質や電気，磁気などのように身体に直接的な影響を及ぼさないと仮定される，言葉や活動，音楽，遊戯，洞察などが含まれる．休養や環境調整などもそのうちの 1 つとしてよいだろう．

　このうち薬物療法と認知行動療法というのは，診療で用いられる頻度やエビデンスの多さという観点から，身体的治療と心理社会的治療の代表格といえる．この 2 つの治療の併用というのは，よく使われる治療の組み合わせであり，言ってみれば効果の足し算を期待しているわけである．

　ところがどの疾患に対する治療効果をみても，決して足し算にはならない．せいぜい 1 + 1 が 1.2 になればよいほうである．それどころか場合によってはむしろマイナスに働く場合もありうるわけであり，安易に併用をよしとする風潮は歓迎しない．むやみやたらと精神療法，特に認知行動療法が行われていくことは患者の気持ちを無視して負担をかけることにもなりかねず，また薬物療法が精神療法の邪魔をする事実があることもまた否定できない．この章は併用について記載していくわけであるが，常に個々の患者に適した治療を組み立てていくのだということは書き留めておきたい．

簡易的な併用療法

　さて，日常臨床を振り返ると精神療法を伴わない薬物療法というのはありえないだろう．処方を開始するときには「この薬剤は気分を楽にしてくれま

す」や「ドパミンという物質が過剰になっているのを正常化します」など，なんらかの説明が加わる．その説明自体が不安を和らげたり，治療効果への期待を生んだり，という治療的な影響を生じさせる．自動販売機で薬剤を買うのではなく，処方するという行動に意味があるわけであり，そこには人の介在が欠かせない．また，再診などで副作用が生じた際にどのように対処をしていくのか，あるいは変化にどのように気づいてもらうか，というのはより精神療法的な観点から考えていく必要がある．

　上記のような薬剤処方にまつわる精神療法的な関わりも薬物療法と精神療法の併用，と広義にいうことができる．実際に臨床で可能なのはむしろそういった形態であろう．10分程度の外来でできることとなると限られてはくるが，認知行動療法におけるセッションの構造（1章 図5参照）を外来に応用することは1つの方法である．

　構造に基づくと以下のような流れになる．

1）チェックイン

　前回からの変化を確認する．変化に気づきにくい患者の場合には日常生活の様子をうかがい，「前の時はどうでしたかね？」などと振り返ることで本人に気づいてもらうような働きかけも行う．

2）アジェンダの設定

　アジェンダとはセッション内で話し合う話題のことであり，認知行動療法では患者とともに決定するが，外来では短時間のため，会話の方向づけは治

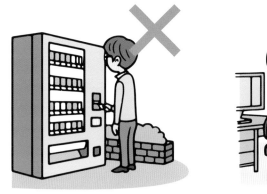
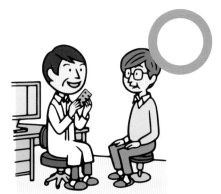

JCOPY 498-22944

療者が主体的に行っていくことが多くなる．「薬を服用してどうだったか聞かせてもらってもいいですか」や「実際飲んでみて，飲む前と何か気持ちの変化はありましたか？」など，薬剤に関する反応や受け止めに焦点を当てたアジェンダを設定すると実施しやすい．

3）アジェンダに基づいた会話

薬物療法に関するアジェンダを設定した場合，薬剤にまつわる否定的な認知が会話の端々に認められることがある．「この薬は効かないのではないか」「服用したらかえって悪くなったような気がする」「ずっと飲み続けることは不安」など，「認知の歪み」とよばれるような，心理的に視野が狭くなった状態となることは少なくない．特に副作用についての不安が生じることは非常に多く，後述するアドヒアランスにも影響する．そのため，不安を認知行動モデルで捉え，アプローチしていくことが必要となる．その際にもっとも効果的なのは，ソクラテス的問答とよばれる方法を活用した面談である．面接の前には気づけていなかったことに対して，誘導しながら発見してもらう，という作業であり，患者にとっても治療者から押しつけられたのではなく自ら気づいた，という形になって受け入れやすくなるだろう．

4）次につながるまとめの作業

外来の最後はまとめの作業である．薬の変更などを確認し，可能ならば次回までの小さな目標を設定する．それは「服薬ができたかどうか教えてください」でも「外出したら教えてください」でもよいだろう．治療のアドヒアランスを意識し，薬に対する抵抗感がある場合には服薬の確認が必須である．それはある種のセルフモニタリングであり，自らの行動や気分，思考について観察していく，認知行動療法の大切な要素の1つである．

併用療法の良い点

さて，安易にするなといっておきながら，まずは併用療法の利点から述べていかねばならないだろう．確かに併用することで，患者集団をみたときには治療効果が高まる．うつ病やさまざまな不安症，統合失調症などでそれぞれ臨床試験にて結果が得られている．

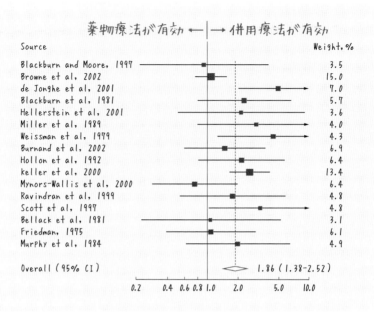

併用療法と薬物単独療法の有効性の比較

図1 併用療法と薬物単独療法の有効性の比較
(Pampallona S, et al. Arch Gen Psychiatry. 2004; 61: 714-9[1])より作成)

▶① 治療効果の増強

　併用療法の有効性については, Pampallona ら❶の系統的レビューが参考となる 図1. うつ病を対象として併用療法と薬物単独療法を比較した 16 の研究をメタ解析している. 併用療法群 910 名, 薬物単独療法群 932 名において, 前者の治療反応が後者と比して高く, オッズ比 1.86(95%信頼区間: 1.38-2.52) であった.

　さらに, Thase ら❷は併用療法と精神療法単独との比較をした系統的レビューを行っている. 対人関係療法と抗うつ薬の併用療法群 352 名と, 認知行動療法もしくは対人関係療法の精神療法単独群 243 名では, 軽症のうつ病では有意な差は認めず, 重症かつ反復性のうつ病患者に対しては併用群のほうが有意に高い効果を認めていた.

　このように, 併用療法は, 薬物単独もしくは精神療法単独よりも治療効果が高く, それぞれの治療効果を増強する可能性がある. 併用療法が優れている理由を説明することは難しいが, 日常のストレスへの対処や対人関係の変化など, 日常生活の機能改善を精神療法が可能とする点や, 次の項で述べる

ようにアドヒアランスが向上することなどが示唆されている．さらに，Martin ら[3]は改善が認められた venlafaxine 群 15 名と対人関係療法群 13 名の脳画像を比較すると，venlafaxine 群では右後部側頭葉と右基底核，対人関係療法群では右後部帯状回と右基底核において脳血流の活性化が認められたと報告している．まだ予備的な研究ではあるものの，それぞれの治療において改善する領域が異なるということを示唆している可能性もあり，関心が持たれる分野である．

　薬物療法は，薬剤そのものの効果に加えてプラセボ効果が大きく，心理的な安心感や期待感というものが与えられる，ある種受動的な治療であることは否めない．一方で，認知行動療法の場合には自ら思考を修正したり，問題解決を図ったり，あるいは行動を変化させたりといった，能動的な作業であるといえる．たとえばパニック障害の患者に対して，SSRI（selective serotonin reuptake inhibitor 選択的セロトニン再取り込み阻害薬）を用いることで不安が減弱し，結果的に活動的になるということはあるだろうが，どこかで薬剤によって症状をコントロールしている感は拭えず，セルフコントロールという意識は持ちにくい．しかし認知行動療法で身体曝露を試みたり，認知の再構成を図ったり，といった作業は，自分の行動や思考で症状をマネジメントしている，という感覚につながっていく．そのあたりが患者の安心感と能動性とを両立し，効果を補完する要素なのかもしれない．

▶② アドヒアランスの向上

　アドヒアランスとは，患者が積極的に治療方針の決定に参加し，この決定に従って治療を受けることである．薬物療法と精神療法を併用することで，短期的な治療効果そのものだけではなく，長期的にも変化が生じる．そのうちの 1 つが，服薬や治療の脱落を防ぐということである．

　大うつ病における服薬アドヒアランスは，6 カ月でおおむね 40％から 60％前後とされている[4-6]．すなわち，治療を開始したにもかかわらず，患者の半数近くが服薬不良に陥ってしまうわけである．さらに，服薬だけでなく治療そのものからの脱落も多く，問題となる．日本国内でも，我々のグループが調べた結果[6]では，初めて医療機関を受診したうつ病患者 367 名において，6 カ月後に受診して治療を継続している割合（治療継続率）は 44.3％，6 カ月間で 80％以上服用していると考えられる割合（服薬遵守率）は 55.6％であった．

表1 アドヒアランス低下の理由と対処方法

アドヒアランス低下の理由	日常で可能な対処方法
病気ではないという思い	
病識の欠如	疾患教育
疾病の否認	受容的姿勢
自責・自己否定などの偏った認知	認知行動療法的アプローチ
治療への不安	
依存や副作用，治療効果への不安	治療についての心理教育・SDM
家族の捉え方	家族へのアプローチや教育
医師患者関係	良好な関係の構築
治療継続の負担	
服薬習慣	行動的アプローチ・支援ツールの利用
服薬のモチベーション	長期予後についての心理教育
服薬スケジュール	処方の整理や簡略化
周囲の援助	持続的なキーパーソンとのコンタクト
副作用	適切な対処法や処方変更
治療コスト	社会資源の活用

（菊地俊暁. 服薬アドヒアランス不良なうつ病患者に対する工夫とは. 臨床精神薬理. 2013; 16: 1313-20）

　服薬や治療のアドヒアランスが不良となる因子には，1）患者側因子，2）心理的因子，3）薬剤関連因子，4）社会・環境因子，があげられる[7]．精神療法を行うことによって，これらの因子のいくつかを除去して，薬剤に対する受け入れや忍容性を向上させることができる．特に，うつ病に限ったことではないが，心理教育により病識の欠如や疾病の否認を，また認知行動療法は疾病や薬剤に対する否定的な認知を修正することにより，アドヒアランスを向上させることができるのではないかと推測されている[8][9]　**表1**．

　このように，薬物療法と精神療法，特に認知行動療法との併用は，アドヒアランスの向上を促すことで症状のさらなる改善につながっているという可能性も指摘されている．先のPampallonaら[1]の系統的レビューにおいても，併用療法群は薬物療法単独群よりも治療脱落率が低く，オッズ比は0.59（95％信頼区間: 0.39-0.88）であったと報告している．長期的な視点に立った場合，併用することの意義は大きいと考えられる．

　これは1つには上記に述べたセルフコントロール感覚が影響しているだろう．疾患を自らがマネジメントしている，という考えは，薬剤を用いることを自らの症状管理の一助とするという意識を生み出す．さらに患者は治療，特に薬剤に対して不安を抱えやすく，依存や副作用への恐怖も持っているため，認知行動療法のスキルを得ることで漠然とした不安への対処ができるよ

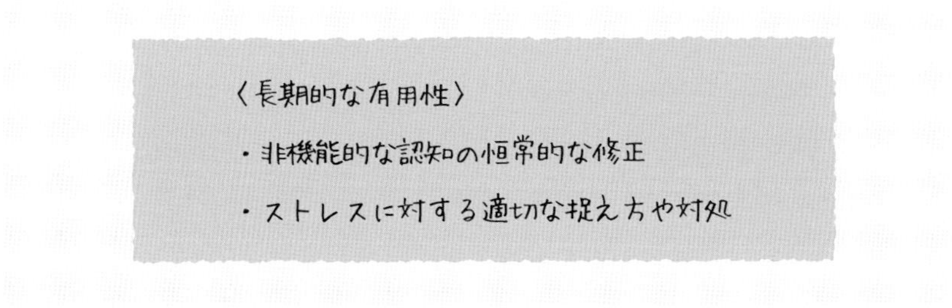

〈長期的な有用性〉
・非機能的な認知の恒常的な修正
・ストレスに対する適切な捉え方や対処

図2 併用療法の再発予防効果

うになることも，アドヒアランスが改善する要因の１つだろう．また，自らを客観的にとらえる作業を通じてセルフモニタリング能力が上がることで，スケジューリングにも良い影響を及ぼす．特に双極性障害などでは，対人関係社会リズム療法に代表されるように，日常の生活リズムに着目していくことは，定期的な服薬管理には欠かせないだろう．

③ 再発予防効果

　さらに，長期的な視野からは再発の予防という観点も重要となる．うつ病の再発率は，5年間で約40%との報告が多く[⑩][⑪]，高い割合であると考えられる．

　精神療法，特に認知行動療法に再発予防効果があることは，議論はあるもののいくつかの研究で示唆されている．Evans ら[⑫]は，imipramin 単独治療，認知療法，それらの併用療法，の各群で，2年間の経過を観察した．その結果，急性期で治療を終了しその後治療を行わない場合，認知療法および併用療法群は，imipramine 治療群と比べて再発率は半分以下であったと報告している．すなわち，治療の終了後も再発を予防する効果があり，長期的な有用性があると考えられる．

　これは，精神療法，特に認知療法において，患者の非機能的な認知が恒常的に修正され，日常のストレスに対して適切な捉え方や対処が行われている可能性があり，薬物療法だけでは十分な変化が得られない部分を修正しているということが示唆される **図2**．

併用療法の悪い点

　さて，良い点ばかりをあげてきたが，一方で併用療法を行う上ではいくつか注意が必要であろう．特に併用することで，効果がないならまだしも，患者の病態が悪化することは最低限避けなければならない．

　まず1つに，薬物療法による認知機能の低下があげられる．当然のことながら注意の持続などの点から精神療法にも影響を及ぼすわけであり，その点については留意する必要がある．抗うつ薬や抗不安薬，睡眠薬は種類によっても認知機能に与える影響は差があるため，併用で望ましい薬剤とそうでないものは考えなければならない．残念ながら併用薬剤と認知行動療法の有効性との関連を示した報告は知る限り存在しないはずだが，たとえば抗うつ薬であれば鎮静系とされる三環系や四環系よりも，SNRI（serotonin and norepinephrine reuptake inhibitors　セロトニン・ノルアドレナリン再取り込み阻害薬）や SSRI のほうが理論的には望ましいだろう．

　また，日本の現状からいって，初めから認知行動療法を行える治療環境は少ないだろう．必然的に，薬物療法が成功せずに認知行動療法を併用する，ということになりがちである．また，逆に認知行動療法を初めの治療として希望する患者は，薬剤への抵抗感が強く，その結果として認知行動療法を選んだという人が多い．いずれにしても，初めから併用するのではなく後からもう一方の治療を導入した場合，患者は初期の治療が失敗したのではないかと不安になり，またこれまでの時間や労力が役立たなかったという，ある種の無力感や挫折，怒りを覚えることになる．Roose ら[13]は，力動的精神療法に薬物療法を導入する際，患者の「自己愛の傷害」や「失敗」が体験されることを指摘しているが，これは精神療法的からの移行だけでなく，薬物療法から精神療法を導入する際にも留意しなければならないことであろう．治療者がいかに適切な動機づけを行って併用という次の治療戦略につなげていくかが重要となってくる．

　さらに，薬物療法を併用した際に，投薬によって速やかに症状が軽減すると，精神療法に対する治療意欲を失い，中断することが指摘されている．しかし実際には再発予防のためには認知の修正や対人関係上のスキルの向上など，精神療法的なアプローチが欠かせないことは前述したとおりである．改善したことを評価するとともに，未だ解決していない問題についても目を向けていくことが求められる．

JCOPY 498-22944

併用療法を行うことにより，当然のことながら両方の治療を受ける費用がかかる．わが国では精神療法を受けることは医療保険の範囲で可能ではあるが，実際に行っている施設は多くなく，自費で行うカウンセリングを選択せざるを得ない場合もある．この場合，個人が負担する費用を無視することはできない．経済的な問題で併用療法が選択肢としてあげられないという問題は生じる．ただし，医療経済の観点からは，併用療法は薬剤単独に比べて費用対効果が高いとされており[14]，今後の精神医療制度の発展を見守る必要がある．

実際の臨床で気をつけなければならないこと

　まず，ごく当たり前のように聞こえるかもしれないが，臨床試験で得られた知見を，そのまま日常診療に当てはめてはいけない．多くの薬物療法や精神療法，そして併用療法のエビデンスは，選択された患者に対して行われたものである．薬物療法であれば身体的な疾患を有しない患者や希死念慮のない患者を対象に，認知行動療法であれば構造化された 40〜50 分の，多くはマニュアルに基づいた治療から得られたものである．実際の臨床場面では，希死念慮を有する患者もいれば，身体科の治療を行っている人もいる．また，日本において構造化された良質な認知行動療法が実施できる施設は果たしてどの程度あるだろうか．

　それらのことを踏まえ，エビデンスには限界があることを忘れてはならない．認知行動療法のエッセンスを部分的に用いる場合，たとえば外来でコラムを書いてきてもらうホームワークを毎週課す，というだけで併用療法とはいえないし，なんのエビデンスも存在しない．その部分での誤解は避けなければならない．

　また，実際に医師が認知行動療法を行うことは，手間やコスト，熟達度の関係からも現実的ではないだろう．その場合，将来的には公認心理士などとの共同的な連携も不可欠となる．その場合にはどこまで情報を共有するか，セッション内容を報告するか，といった問題も出てくる．

　いずれにしても，認知行動療法と薬物療法とを適切に併用することは日常臨床において求められることではあるが，本当に目の前の患者に対して適した治療となっているかは常に考えながら実施していかなければならない．

文献

❶ Pampallona S, Bollini P, Tibaldi G, et al. Combined pharmacotherapy and psychological treatment for depression: a systematic review. Arch Gen Psychiatry. 2004; 61: 714-9.

❷ Thase ME, Greenhouse JB, Frank E, et al. Treatment of major depression with psycho-therapy or psychotherapy–pharmacotherapy combinations. Arch Gen Psychiatry. 1997; 54: 1009-15.

❸ Martin SD, Martin E, Rai SS, et al. Brain blood flow changes in depressed patients treated with interpersonal psychotherapy or venlafaxine hydrochloride: preliminary findings. Arch Gen Psychiatry. 2001; 58: 641-8.

❹ Cantrell CR, Eaddy MT, Shah MB, et al. Methods for evaluating patient adherence to anti-depressant therapy: a real-world comparison of adherence and economic outcomes. Med Care. 2006; 44: 300-3.

❺ Melartin TK, Rytsala HJ, Leskela US, et al. Continuity is the main challenge in treating major depressive disorder in psychiatric care. J Clin Psychiatry. 2005; 66: 220-7.

❻ Sawada N, Uchida H, Suzuki T, et al. Persistence and compliance to antidepressant treat-ment in patients with depression: a chart review. BMC Psychiatry. 2009; 9: 38.

❼ Julius RJ, Novitsky MA Jr, Dubin WR. Medication adherence: a review of the literature and implications for clinical practice. J Psychiatr Pract. 2009; 15: 34-44.

❽ Dolder CR, Lacro JP, Leckband S, et al. Interventions to improve antipsychotic medication adherence: review of recent literature. J Clin Psychopharmacol. 2003; 23: 389-99.

❾ Sajatovic M, Davies M, Hrouda DR. Enhancement of treatment adherence among patients with bipolar disorder. Psychiatr Serv. 2004; 55: 264-9.

❿ Van Londen L, Molenaar RP, Goekoop JG, et al. Three- to 5-year prospective follow-up of outcome in major depression. Psychol Med. 1998; 28: 731-5.

⓫ Rao U, Hammen C, Daley SE. Continuity of depression during the transition to adulthood: a 5-year longitudinal study of young women. J Am Acad Child Adolesc Psychiatry. 1999; 38: 908-15.

⓬ Evans MD, Hollon SD, DeRubeis RJ, et al. Differential relapse following cognitive therapy and pharmacotherapy for depression. Arch Gen Psychiatry. 1992; 49: 802-8.

⓭ Roose SP, Gabbard GO. Resistance to medication during psychoanalysis. J Psychother Pract Res. 1997; 6: 239-48.

⓮ Sado M, Knapp M, Yamauchi K, et al. Cost-effectiveness of combination therapy versus antidepressant therapy for management of depression in Japan. Aust N Z J Psychiatry. 2009; 43: 539-47.

〈菊地俊暁〉

JCOPY 498-22944

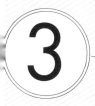

3 不安症／不安障害の認知行動療法

本章では，まず不安と不安症／不安障害に関する全般的な認知行動療法的理解を解説し，その後にパニック症／パニック障害，社交不安症／社交不安障害，全般性不安症／全般性不安障害の順に治療概略を解説する．パニック症に紙幅を割くが，それはその内容が他の2つの治療にも共通する部分が多いからである．

不安へのアプローチ概略

▶不安とは

不安とは危険に対する心理・身体的反応であり，私たちが生きていくうえで必要不可欠なものである．たとえば，草原を歩くシマウマは，草むらの物音に不安を抱かないと，草むらに隠れている猛獣に食べられてしまう危険を避けられない．適度の不安は覚醒度を高め，集中力や作業効率を高める．

一方で，不安は多過ぎても少な過ぎても集中力や認知能力を下げ，作業効率の低下につながる 🎨図1．不安症／不安障害（以下，不安症）とは「現実の状況に比して不安が過度になっている状態」と概念化できる．したがって，不安症の治療の目標は，不安を完全になくすことではなく，現状に合った適度なレベルに調整することといえる．

▶不安の認知モデル

不安は，危険に関する認知にもとづいており，🎨図2 の四角囲みのような方程式で表せる．危険の認識が大きければ大きいほど不安は強くなる．そこには，その危険が起こりうる確率に関する認知（例: 社交不安において，聴衆に批判される可能性の高さ）と，その危険が実際に起きた場合の結末（例: 批判された結果どうなるか，たとえば，それによって仕事の評価が下がり解雇されてしまう，など）に関する認知の両方が関与する．

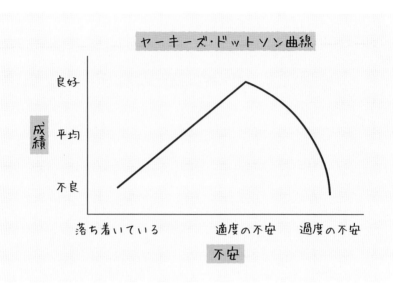

図1 適度な不安は効率を高める

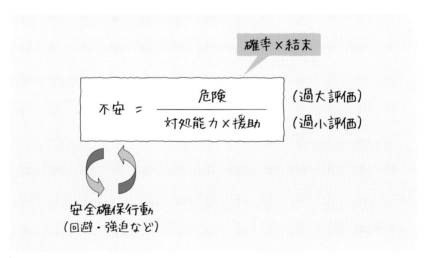

図2 不安症の認知モデル

　他方，危険に対する対策が十分であるほど不安は小さくなる．危険への対策とは，自分自身がその危険に対処できる力（"対処能力"）と，周囲からの援助からなる．たとえば，自分の能力に対する"自信"や，"何かあっても誰

JCOPY 498-22944

かがサポートしてくれる感覚"が高いほど不安は低減する.

▶不安症の認知モデル

　上述を踏まえると，不安症の人は，危険を過大評価していたり，危険への対策を過小評価している，と概念化できる. たとえば，パニック症の患者は，息苦しさという危険に対する"結果"を過大評価して「息苦しい≒心臓発作≒死」などと過大評価したり，サポートを「電車の中で倒れても誰も助けてくれないだろう（現実的には周囲は救護の手を差し伸べてくれる可能性が高いにもかかわらず）」などと過小評価している.

　さらに，不安症を持続させる要因の一つに安全確保行動 safety behavior がある. 安全確保行動とは，不安を減らすために行う行動の中で，実際には本質的な解決にならず，危険の認識を緩和しない行動をいう. 具体的には，回避，確認，強迫などである.

　たとえば，広場恐怖の人が人ごみを避ける（回避行動）と，避けている間は安心感を持てるものの，人ごみに対する恐怖感は減らないばかりか，長い目で見ればかえって次に人ごみに出るハードルを上げてしまう. あるいは，他人に手の震えを気づかれる心配をしている社交不安症の人は，会話中に常に自分の手が震えていないかを確認していないと落ち着かなくなったりする. こうした安全確保行動は，短期的には本人の不安を減らすが，中・長期的には危険への認識を再考する機会を奪ってしまう. したがって不安症の治療では，安全確保行動に着目し，それを減らすことが一つの力点となる.

　安全確保行動は，🐾図3 のように説明できる. 不安を誘発する状況に接すると，まず不安は急速に高まる. 一般に不安症の人は，その不安は天井知らずに上昇して"自分は耐えられない"とイメージしている 🐾図3（A）. そこで，安全確保行動をとって，そのような状況から"逃げ"る. すると不安は急速に軽減する. しかし，「今回はそのような（安全確保）行動をとったから大丈夫だったけれども，そうしなければ恐ろしいことになっていただろう」という不安は消えずに持続する 🐾図3（B）.

▶馴化

　実際には，人は不安に馴れる特性を持っており，不安な状況に長く接していると，（患者の心配に反して）むしろ不安は下がってくるものである 🐾図4. この現象は馴化とよばれる. 馴化は不安の対象への接触から5分程

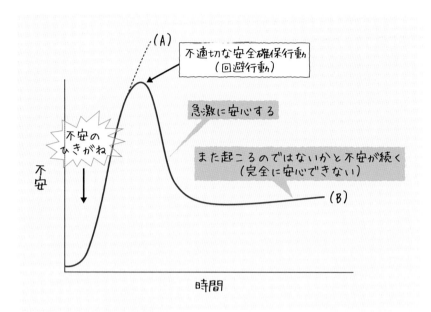

図3 回避は不安を持続させる

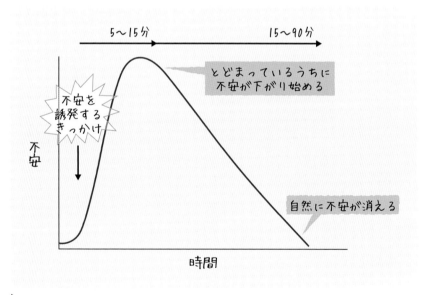

図4 不安の馴化

JCOPY 498-22944

表1 不安症の認知行動療法の概略

- アセスメントと治療関係の構築
- 心理教育
    - 疾病教育
    - 認知モデルの共有
- 認知再構成
- 段階的曝露
- 終結・再発予防

> プロトコルによっては，これにいくつかの特異的な介入が加わる

度で起こり始め，その後，明確に不安の程度は減少する．不安の対象に触れ，安全確保行動をとらなくても不安は軽減していくことを体験してもらうプロセスが不安症の治療で大きな柱の一つである（曝露とよばれる）．必ずしも不安が消失しきるまで曝露をする必要はないが，馴化が始まるまでの少なくとも最初の 5 分程度を"頑張る"よう励まし，また，馴化が始まったら不安の下がり具合を自己モニタリングして安心感を高めてもらう．不安への曝露の時間が長ければ長いほど，また，回数を重ねれば重ねるほど，不安への馴化は促進される．不安に対処できる感覚が持てるまで，長時間，多くの回数，不安な状況に身を慣らしていくことを指導する．

▶不安症の認知行動療法の概略

不安症の認知行動療法は，「危険とその対策に関する認知の改編（認知再構成）」と「不安の対象への曝露」に大別される．他の認知行動療法と同様に，アセスメントと治療関係の構築，心理教育から始まり，終結と再発予防で終わる 表1．不安症の認知行動療法は，いずれも概略は共通しているものの，詳細は各不安症によって異なるため，個別に習得する必要がある．

▶アセスメント

① 診断と併存症

認知行動療法の開始前に，一般的な精神医学的評価（DSM-5 などによる定式化された診断，社会的背景の評価など）を十分に行う 表2．特に不安症は併存症（別の不安症や，うつ病，アルコール使用障害など）が多く，本質的な問題が当初は隠れていることも少なくない．良好な治療関係の構築はそのためにも大切である．臨床で見られる例として，当初パニック症のような症状を訴えていた患者が，治療関係が深まってから，犯罪被害（レイプなど）

匝 表2 アセスメント

① 診断と併存障害
- DSM-5 などによる定式化された診断
- 精神科併存疾患
- 身体的因子の除外（例: 甲状腺機能異常, 不整脈, 貧血, など）

② 症状と機能障害
- 感情, 身体, 認知, 行動の各領域の症状
- 機能障害
    不安を生じる状況の頻度や程度
    最も最近の発作はいつか
    回避している状況

匝 表3 各不安症の認知・行動的特徴

	脅威の引き金	中心的な認知
パニック症	身体感覚	死や病気の恐怖 コントロールを失う恐怖 再びパニック発作を起こす恐怖
社交不安症	社交場面, 公共場面	他人からの否定的な評価への恐怖 （例: 当惑, 侮辱）
全般性不安症	ストレスフルな出来事 生活上の懸念	マイナスの結果や脅威的なことが将来起こる恐怖
PTSD	過去のトラウマに関連した記憶・身体感覚・外的刺激	トラウマに関連した思考・記憶・症状・刺激に対する恐怖
強迫性障害症	侵入的で受け入れがたい思考・イメージ・衝動	精神・行動的コントロールを失う恐怖,自分や他者に対してマイナスの結果を与えてしまうという責任感

の PTSD であることが判明したり, 不安を軽減するためのアルコール乱用が明らかになったりする. 評価にあたっては, 記述的な症状だけでなく, 患者の認知・行動的特性も診断の参考になる[1] **匝 表3**.

　複数の精神障害が併存する場合, 本質的な問題が不安症の場合（例: パニック症とそれに引き続く2次的なうつ病）は, 不安症の治療によって併存症も軽減することが多い. 一方で, 併存症が重篤で, 認知行動療法の実施を妨げていたり, 社会生活上の重大な障害が起きている場合には, それらの治療を優先したほうがよい場合もある. 重症うつ病や重度のアルコール使用障害などがその例である.

気分

不安，心配，恐怖，イライラ，
焦り，怒りっぽさ，神経過敏

身体

心臓血管系：動悸，胸痛，赤面
呼吸器系：速く浅い息づかい，息切れ
神経系：めまい，頭痛，身震い
胃腸系：口渇，胃痛，嘔気嘔吐，下痢
筋骨格系：筋肉のコリ・筋肉痛

交感神経の亢進
（闘争・逃走反応）

認知

過度の心配，あれこれ思い悩む，
頭が真っ白になる，
集中力・記憶力の減退，混乱する

行動

回避，引きこもり，イライラ，
短気，睡眠障害，悪夢

🌀図5 さまざまな不安症状

② 症状と機能障害

　感情，身体，認知，行動のそれぞれの領域で起きている不安の症状 🌀図5 と機能障害を評価する．たとえば，パニック発作の頻度や程度，不安に基づく回避の対象（どのような状況を回避したり困難を感じているか）について丁寧に情報収集する．

　評価には個々の不安症の標準的な評価尺度を使用することが望ましい．たとえばパニック症に対する Panic Disorder Symptom Scale（PDSS），社交不安症に対する Liebowitz Social Anxiety Scale（LSAS），PTSD に対する Clinician-Administered PTSD Scale for DSM（CAPS）などである．広場恐怖に対する Mobility Inventory for Agoraphobia（MI）は，複数の不安症に共通して回避対象の評価として利用できる．

▶心理教育

　心理教育のポイントは，① 疾患そのものの教育，② 疾患の認知モデル，③ 認知モデルを踏まえた治療の概略，の 3 点である．これまでに述べてきた，不安の特徴や対処の概略（回避しないこと，など）についての教育も含まれる．

表4 不安症への生活指導

- 不安は避けるよりも，向き合って適切に対処することで改善する
- 生活を適正化する
  - 十分な睡眠
  - 節酒・節煙
  - カフェインは控えめに
  - 適度な運動
- ストレス・緊張を減らす
  - 余暇の活動や，楽しい活動に参加する
  - 自分なりのリラックス法を持つ
- 認知行動療法に基づいたセルフヘルプに取り組む
  - 書籍や WEB コンテンツなど

また，不安症の人は平生から緊張が高く，不安症状を惹起しやすい準備状態にあることが多いので，平生からのストレス管理やリラックス法を指導する．表4 は不安症全般に実施できる生活指導の例である．

パニック症

▶心理教育

パニック症とは，パニック発作の後，「またあの苦しさが起こるのではないか」という予期不安が持続し，発作が起きそうな状況を避けたくなる障害である．治療ではまず 表5 に示したような心理教育を行う．ポイントは，

- パニック発作は自律神経の亢進症状（交感神経症状）であり，多臓器の症状に見えても体内で起きている現象は１つに過ぎないこと．
- 苦しくても，パニック発作で死んだり，"頭がおかしく" なったりすることはないこと．
- 原因は多因子で，生物学的素因（"体質"）と誘発因子（睡眠不足，カフェイン過剰摂取，心理ストレスなど）の両方から生じうること．
- 初回のパニック発作は誘因があることが多い（例: 寝不足，前夜の深酒，大事な場面での緊張など）が，2 回目以降の発作は，予期不安に誘発されるため，外的な要因はないことが多いこと．
- 珍しくない病状であること（米国のデータでは生涯有病率 1.5〜3.5％で，パニック発作自体の生涯有病率は 70％）．
- 不安全般に関する心理教育（表4 参照）

JCOPY 498-22944

表5 パニック症の心理教育

- パニック症＝パニック発作＋予期不安（＋回避）
- 症状
  パニック発作＝自律神経の亢進症状
  死なない，発狂しない
- 原因
  生物学的素因
  誘発因子: 睡眠不足，カフェイン，心理ストレスなど
- 生涯有病率 1.5〜3.5%（パニック発作の生涯有病率は 70%）
- 不安の特徴: "適度の不安はむしろ有用"
- 治療
  薬物療法 / 認知行動療法の利点と限界
- 不安と回避の関係
  回避の種類: 服薬，広場恐怖，安全確保行動
- 認知モデル

・エビデンスの確立した治療には薬物療法と認知行動療法があり，それぞれ利点と限界があること．短期的な（治療開始後 2〜3 カ月の）効果は同等で約 70%の奏効率．

・薬物療法の利点は，認知行動療法と比較して効果発現が早いこと，認知行動療法のように診療時間と自身の努力（たとえば曝露課題に取り組むなど）が少なくて済むこと．薬物療法の限界は，副作用がありうることと中止後の再発率が高いことなど．

・認知行動療法の利点は，長期的な効果（6 カ月以上）に優れること．治療終了後の再発率が薬物療法より低い．認知行動療法を行えば薬物療法の併用効果はない（＝認知行動療法だけで十分）[2]．認知行動療法の限界は，患者自身に一定の努力が必要であること，薬物療法よりも効果発現が遅いこと，など．

・不安と回避（安全確保行動）の関係についても説明する．その際，安全確保行動には，行動範囲を狭めた生活や，不安時に薬剤を服用すること（いわゆる頓服薬）も含まれることも説明する．

・これらに引き続き，パニック症の認知モデルの共有を行う（次項参照）．

▶パニック症の認知モデル

パニック症の認知モデルを 図6 に示す．パニック症の人は，平生から

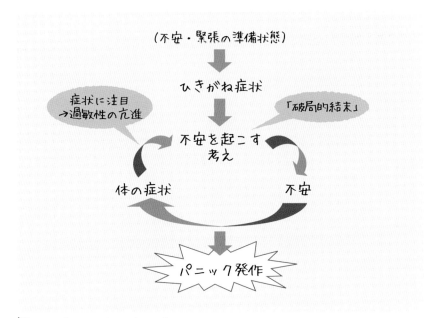

🎋図6 パニック症の認知モデル

若干の心理的・身体的過敏状態にあることが多い（呼吸が浅く速い，など）.
パニック発作は，最初は軽微な身体症状（例: 軽い息苦しさ）から始まるが，
そうした些細な身体的変化に対して不安を惹起する考え（認知）が浮かび（例:
"また以前のように苦しくなるのではないか？"），不安が生じる. 特に症状の
破局化（ひどい結末を想像. 例: "死んでしまう"）していることが多く，ここ
が認知的介入のポイントとなる. また，平生から身体症状に不安を抱いて敏
感になっている（自ら症状探しをしてしまっている）ので，不安から引き起
こされた身体症状に対してさらに不安を抱くという悪循環となる. そうした
不安が高じてパニック発作にいたる.

　パニック症の認知行動療法は，この認知モデルを患者と共有するところか
ら始まる. 患者の体験を聴きながら一緒にゼロから認知モデルを描いてもよ
いし，モデルをまず説明した上で，患者の体験がどのくらい当てはまるかを
話し合ってもよい. 認知モデルは厳密に 🎋図6 の通りでなくても構わない.
① 身体症状への意味づけ（認知），② それに引き続く身体症状の増悪，③ 身
体症状への過敏，という悪循環が共有できれば十分である.

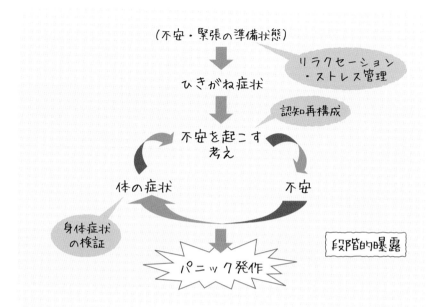

図7 介入のポイント

▶介入概略の説明

認知モデルをもとに,「不安を起こすさまざまな考えについてより広い視野で考えられるようにしたり(認知再構成),心配な身体症状が実際にどの程度心配すべきものであるかを検証したりしながら,徐々に避けている不安な状況に慣れていくようにしましょう(段階的曝露)」などと治療概略を説明する **図7**.

▶認知再構成

最近のパニック発作を題材に認知再構成を行う.認知再構成のポイントは,特定の発作に注目し,① 症状への注意の亢進,② 破局的結末の予測,の2点についての思考を同定・検証することである.うつ病の認知行動療法でよく用いられる7つのコラムではなく,3つや5つのコラムで十分なことが多い.

自動思考と適応的思考(かわりとなる考え,患者にとってより役立つ考え)を対比し,自動思考の根拠や反証(または適応的思考の根拠)を話し合いながら,自動思考の確信度を下げ,適応的思考の確信度を上げていく.自動思

最近の印象に残って
いるパニック発作

別の視点，より自身
に役立つ考え

発作の状況・症状	気分(%)	自動思考確信度(%)・根拠	代わりとなる考え確信度(%)・根拠	気分(%)
火曜日駅のホームで呼吸苦	不安 99%	・死ぬ(75%)	・パニックで死ぬことはない(35%) －と医者が言ってた －これまでもっと苦しくても死ななかった	不安 60%
		・変な人と思われる．誰も助けてくれず，遠巻きに見放されているイメージ(90%)	・急病と思ってむしろ心配してくれるはず(65%) ・少なくとも駅員さんは助けてくれる(75%)	

破局的思考を同定する．
考えだけでなく，
イメージでもよい

🎨図8 コラム法の例

考はイメージのこともよくある．不安症の認知モデル 🎨図2 を念頭におい
て，患者が想定する危険が起こる確率，結果，自己対処能力，支援などについ
て話し合う 🎨図8.
　その際は次のような質問が役に立つ.
・ホットな自動思考を同定する質問
　　「その時，どうなってしまうと心配していましたか？」
　　「もう少し詳しく（具体的に）教えてもらえますか？」
・確信度を尋ね，代わりとなる考えを導く質問
　　「どのくらい強くそう思いますか？」
　　「実際にそうなる可能性はどのくらいだと思いますか？」
　　「仮に本当にそうなったとして，どうなることが心配ですか？」
　　「他のシナリオの可能性はありますか？」
　　「もし他の人が同じような心配をしていたら，どのように声をかけてあ
　　　げますか？」
　代わりとなる思考を話し合う時のポイントは，自動思考に直接対抗するの

JCOPY 498-22944

ではなく，自動思考にほんの少し疑問をさしはさみ，確信度を少しだけ下げたり，代わりとなる思考の確信度を少しだけ上げたりする程度の控えめな介入にとどめることである．本章のはじめに述べたように，不安はなくすのではなく適度なレベルにすることが目標であり，実際に患者の自動思考が100％間違っているとは限らない（たとえば，電車の中で苦しくなった時，それがパニック発作であって心臓発作でないという100％の保証はない）．そのため，「自動思考と代わりとなる思考のどちらが正しいか」ではなく，「○○の可能性はゼロではないがとても低く，むしろ，××（代わりとなる思考）の可能性のほうが高いかもしれない」というあたりが目指すべき地点である．

　セッション内で自動思考の確信度が下がらない場合は，無理強いせずに，次回までの持ち越しとしたり（例:「今日のところは結論が出ませんでしたが，少し次の診察日まで考えておいてもらえますか？　私ももう一度考えてみます」），自動思考を検証できるような行動実験をホームワークに課したりする（例:「パニック発作では死なないということについて，ここで話すだけでは納得しがたいですね．パニック発作について，書籍やインターネットなどで調べてみていただくことを，次回までの宿題として取り組んでいただくのはいかがでしょうか？」）．治療者と患者と対立姿勢にならないよう考慮することが大切である．

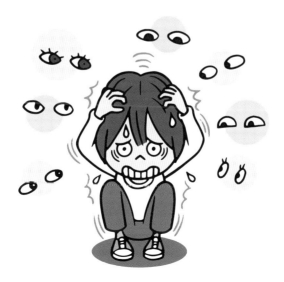

▶身体症状の検証

　パニック発作や前触れ症状が重篤な問題ではないということを，いくつかの方法で検証する．セッション中に，患者が心配している症状を実際に作り出し，それが破局的な結末にならないことを一緒に体験する方法がその一つである．患者の心配している症状に対して，それぞれ ⊞表6 の方法で簡単に症状が作り出せることをセッションの中で実際に患者に体験してもらい，症状に対して心配する必要はないという学習につなげる．

　実生活でも適切な行動課題と認知再構成を取り入れながら，身体症状の検証が可能である ⊞表7 ．

⊞表6 身体症状を作り出す

身体の症状	症状誘発法
めまい	目を開けて 1 分間回ってみる
息苦しさ	手で，口と一方の鼻を塞いでみる
窒息感	のどに手を当てて，立て続けに 5 回つばをのみこむ
手の汗	手を組み合わせてトンネルを作って，息をふきこむ
動悸 / ほてり	（その場で）走ってみる / 勢いよく階段を上る
上胸部痛	1 分間，あえぎ呼吸をする
下胸部痛	2 分間，過呼吸をする 胸骨の辺りを親指で 1 分間押す
気が狂いそう / 混乱	話している相手の唇を 30 秒間見つめる 細かい模様目を 1 分間見つめる ごく最近の強い発作を思い出してみる
倒れそうな感覚	座って 2 分間過呼吸した後，立ち上がって体を左右に揺すぶる

＊時間は目安であり，パニック発作に似た症状が出たら OK.

⊞表7 身体症状を検証する

心配な症状	症状に対する考え・確信度	症状を起こす行動（行動実験）	結果	実験結果を踏まえた考え
動悸	動悸はパニック発作の前触れだ	階段を上ってみる どんな場面で動悸が起こるか観察する	5 分もすると治まった	動悸≠パニック かけあし，暑さ，緊張，飲酒などいろいろな理由で動悸は起こる

JCOPY 498-22944

▶段階的曝露

　これまでに述べてきた方法によって，不安に対するいくつかの対応法を身につけたら，いよいよ，患者が恐れている場面に実際に触れていってもらう（段階的曝露）．まず，患者と話し合いながら不安階層表を作成する **匤 表8**．最大に不安を感じる状況を 100，全く不安を感じない状況を 0 として，さまざまな状況のバリエーションを不安の程度に応じて選ぶ．この点数は主観的苦痛単位（Subjective Units of Distress: SUD）とよばれるが，主観的なもので点数自体に大きな意味はない．

　不安階層表の中から「不安を感じるが頑張れば取り組めなくもない」レベルの状況を選んで曝露を開始する．その際，曝露を行う理論的根拠（前述の馴化の説明）を明確にする．曝露課題選定のポイントは，患者のやる気が出る課題を選ぶことである．具体的には，それが達成できると役に立つと患者自身が感じられること，現在の生活の中で不便を感じ解決が迫られていること，短期間で解決しやすいこと，現実的に実施しやすいこと，練習のチャンスが多いこと，安全であること，などである．課題をホームワークにするときには，実施上の障害を予測し，現実的な制約を査定し，できないときの代案を立てておく．曝露中は不安の変化を観察するよう指示する．具体的には 3〜5 分おきに SUD をチェックしてもらう．1 回目の課題では不安が軽減することを必ず体験させる．不安の軽減を体験しないままに曝露を終了させてはならない．

匤 表8 不安階層表の例

100	特急に乗る（一人で: ラッシュ時に）
90	特急に乗る（友人と: ラッシュ時に）
80	特急に乗る（一人で: 昼間に）
75	急行に乗る（一人で: ラッシュ時に）
60	急行に乗る（友人と: ラッシュ時に）
50	急行に乗る（一人で: 昼間に）
40	急行に乗る（友人と: 昼間に）
30	各駅停車に乗る（一人で: ラッシュ時に）
25	急行に乗る（友人と: 昼間に）
20	各駅停車に乗る（一人で: 昼間のすいている時間に）
10	駅のホームに立つ（一人で）
0	駅のホームに立つ（誰かと）

- 人生には困難がつきものです．また不安を感じることもあるかもしれません．
- この治療で身につけた技術の一部は，その時に応用することができます．
  たとえば：
  　あなたの「考え」が気分や行動に影響すること
  　すぐに破局的に考えないこと
  　段階的に困難を解決していくこと
  　回避←→不安のパターンに陥らないこと
- 不安が起きた状況をよく分析しましょう．
  　不安は失敗でなく，さらなる進歩のチャンスです
  　治療で身につけた技法を試せないでしょうか？
- 誰かに相談することも時には大切です．必要な時にはまた相談してください．

　曝露の後で必ず記録をとり，体験を主観的な印象でゆがめないようにする．曝露の結果を必ず次のセッションでふりかえる．曝露課題は反復練習が大切であり，成功してもすぐ次に移らず，できれば 3，4 回，課題を繰り返す．計画通りにことが運ばなかった場合の対応法も治療者は身につけておく必要がある（エキスパートのコツを参照）．

▶終結と再発予防

　最後の 1〜2 セッションで終結と再発予防に向けた話し合いを行う．セッションを通じて気づいたこと，身につけたことのふりかえり，今後もそのスキルを生かしていけること，今後予想される困難やその際の対処法，などである．具体的には 匨 表9 のような話し合いができる．パニック症の認知行動療法で要するセッション数は 8〜12 セッション程度である．

社交不安症

▶認知モデル

　社交不安症は，他者に自分がどう見られているかを過度に意識してしまう状態である．不安の焦点は，周囲の状況よりも自分自身の状態に過度に注目し，自分自身が緊張している様子を他者に悟られておかしな目で見られることや，自分自身のパフォーマンスが他者の価値基準に満たないことを心配していることが多い．

　社交不安の認知モデルの一例を 図9 に示す．社交不安の人は，他人の

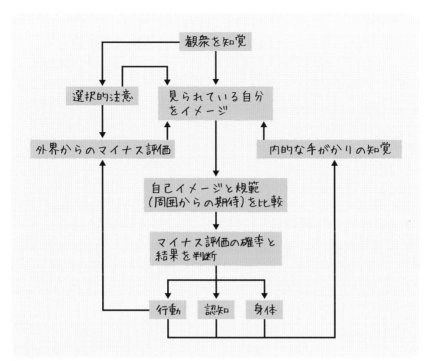

図9 社交不安の認知モデル

存在を知覚すると特定の焦点に注意が向く（選択的注意）．注意の焦点は，自分に対するマイナス評価を示唆する他者の態度（例: 熱心に聴いている数多くの聴衆の中で，たった一人眠そうに見える人に注意が向く）や，自分自身の状態（例: 緊張して汗をかいている自分，さらに，それを他人に悟られているのではないかという懸念）である．見られている自分のイメージは，自分自身の身体感覚（例: 汗）によって強化される．自己イメージと，自分自身の中にある評価基準（他人が持っていると信じている基準）とを比較し，そのギャップによって自尊心が低下し，不安の認知・行動・身体症状として表れる．そうして表れた不安症状はさらに自尊感情を損ねることになる．

▶介入概略と認知再構成

　表10 に治療プロトコルの一例を示す❸．基本的な構造はパニック症と同様である．社交不安症では，表11 の自動思考がよく見られる．心理教育で共有するとともに認知再構成を行う際に留意する．

⊞ 表10 治療プロトコルの一例

セッション	
1	心理教育，ラポール形成，認知モデルの教育
2	心理教育: 不安について
3	恐怖と回避の階層
4	階層表を完成させる，心理教育: 社交不安の原因について
5～6	認知再構成
7	セッション内曝露（初回）
8	セッション内曝露（第2回）
9～11	セッション内曝露（認知再構成×1），実生活曝露のプラニング
12	認知再構成（中核的信念にも触れる）
13～15	セッション内曝露（認知再構成×1），実生活曝露のプラニング
16	終結と再発予防

50～60分×16セッション（20週間）
最初のセッション内曝露のみ90分

⊞ 表11 よくある自動思考

- 目に見える徴候の心配
 "自分はどもってしまっている．おかしな人と思われているに違いない"
 "手の震えがバレてしまう．臆病者と思われてしまう"
- 目に見えない症状の心配
 "胸がドキドキしている．相手は不審に思うだろう"
- 社会的規範
 "相手の話を聞き直したら，相手は気を悪くするだろう"
- 過去の記憶
 "こういう時は必ず失敗するのだ"
- パフォーマンス
 "自分はうまく話すことができない"
- ラベル付け
 "自分は退屈な人間だ"
 "変なヤツと思われる"
- マイナスの結果
 "人は二度と自分の話を聴きたくないだろう"
- 回避
 "相手と目を合せないようにしよう．そうすれば大丈夫だ"

　認知再構成のポイントは，患者の自動思考の正誤を議論するのではなく，自動思考の論理性（筋が通っているか）と有用性（そのような考えが患者の役に立っているかどうか，別の考えを持つことで有益になる可能性はない

JCOPY 498-22944

匪 表12 適応的な反応の例

- 心配と結果（事実）はイコールでないことを探す:
  例）
  　緊張しているように見える ≠ 無能に見える
  　今回断られる ≠ 一生孤独でいる
  　今回就職できない ≠ 一生就職できない
  　不安に感じる ≠ 不安に見える
- 最悪のシナリオを想定してみる
  　最悪のシナリオは＿＿＿＿＿＿＿＿だが，でも自分はやっていけるだろう
  　最悪のシナリオは＿＿＿＿＿＿＿＿だが，その可能性はとても低いだろう
- 達成可能な目標を設定する
  　挨拶だけすれば十分
  　最初の数分だけ頑張ればよい

か）を患者と検討することである．自動思考に反論するというよりは，自動思考を「無批判に受け入れるのではなく，疑問を挟んでみる」程度に考える．"悪い考え"を"良い考え"で置き換えるわけではなく，"悪い考え"を無理やり抑えこむわけでもない（抑えようとするとかえって非適応的な自動思考が増えてしまうことが多い）．

匪 表12 の適応的な反応の例も有用であろう．

▶段階的曝露

　曝露は，セッション内曝露と，それに引き続く実生活曝露に分かれる．前者では，治療者や病院スタッフ（他のセラピスト，受付の人，など）が登場人物になってロールプレイを行う．ロールプレイでは，当初は患者の心情に配慮して多少ヤラセ的な対応が必要な場合もあるが，徐々に自然な対応に近づける．最も重要なことは，曝露課題を行った後のふりかえりである．患者にとってどのような体験であったか，当初の目的を達成したか，予測した自動思考と実際の照合，生じた自動思考についての話し合い，などを行った後に，最後に，治療者・ロールプレイ役から，患者の様子についてのフィードバックを行う．ビデオ録画を用いたフィードバックも有用である．現実的に社会的スキルに乏しい患者もいるので，その際には社会技能訓練（例: 具体的な言葉遣いや態度の指導など）を行うことも考慮する．

　実生活曝露は，不安階層表を参考に課題を設定する．課題に取り組む際には，患者の逃避行動を管理し，社交場面で会話を早く打ち切ったりしないよう指導したり，対話の中の沈黙に耐えたりするなど，具体的な社交場面での

振る舞い方を，時にセッション内でのリハーサル・ロールプレイを交えながら指導する．社交場面に出る機会が少ない患者に対しては，治療早期から，対人場面を構築していくよう指導する．治療の過程では，社交場面でわざと"失敗"をし，患者が恐れているような破局的な結末にならないことを確かめる課題を行うこともある（例: わざと言い間違いをする，人前でわざとグラスの水をこぼす，など）．

全般性不安症

▶認知モデル

全般性不安症の認知モデルは 図2 の不安一般の認知モデルが基礎にあることは変わりないが，不安の全般化・維持には 図10 に示すようなプロセスが関与すると想定されている．

●不安の喚起期

不安はその人が置かれている生活状況や生活上の目標・価値観・懸念事をきっかけに生じ始める．たとえば，定年退職した人が経済的な不安を抱く，大学生が学業についていけるか不安を抱く，などである．そういった不安は

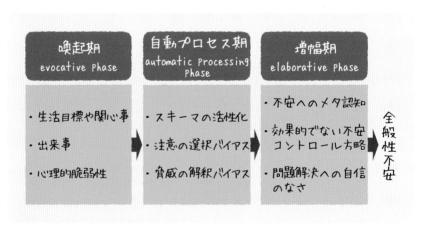

🕮図10 全般性不安症の認知モデル
(Clark DA, Beck AT. Cognitive therapy of anxiety disorders. New York: The Guilford Press; 2010[1]を参考に筆者作成)

表13 全般性不安症のスキーマ

スキーマ	解説・例
全般的な脅威	自分を脅かす危険の確率・結果に関する考え 例）自分はいつも運が悪い結末になる
自分の脆弱性	自分自身の無能，不適格性，能力のなさに関する考え 例）何か起きたら自分にはどうすることもできない
不確実性への耐性の低さ	先の見えない曖昧な事柄に対して，良くない結果の想像，受け入れがたさ 例）あらゆることに備えておかないといけない
心配することそのものに関する認識	心配することや不安をコントロールすることに対するプラスとマイナスの効果の認識 例）心配しているということは，状況を真剣に考えているということだ 例）あれこれ考えておけば何か起きた時に役立つ

その時点では正常範囲の不安であるが，それが患者の心理的脆弱性（自己効力感の低さや，不確実性に耐える力の希薄さ）と組み合わさると，次の自動プロセス期に示すような不安メカニズムが活性化して全般性不安へとつながっていく．

● **自動プロセス期**

① スキーマの活性化: 自己効力感，不確実性，不安に対するメタ認知といった領域のスキーマが活性化する 表13.

② 注意の選択バイアス: 全般性不安症の人は，さまざまな情報の中から脅威的なものに選択的に注意を向ける傾向がある．

③ 脅威の解釈バイアス: あいまいな情報を脅威的な内容に解釈する．

● **増幅期**

増幅期とは elaborative phase に対する，著者による訳語である．原語 elaborate の直訳は "入念に作り上げる" といった意味であるが，患者自身がとる行動によって全般性不安がさらに増幅されうることを示している．全般性不安症の認知行動療法では特にこの領域に介入の力点がある．

① 不安へのメタ認知: 全般性不安症の人は不安そのものを有害でコントロール不能なものと考えている．"不安になることを不安がっている（メタ不安）" こともある．

② 効果的でない不安コントロール方略: 前述の "不安に対する不安" のせい

表14 不安のコントロール方略

非機能的な方略	機能的な方略
● 抑圧 　例）"心配するな"と自分に言い聞かせる	● 意図的な対処 　例）不安の存在を否認せず意識する, 　　　あるがままに任せようと努める
● 自己暗示 　例）むやみに"大丈夫"と言い聞かせる	● 気そらし
● 他者に保証を求める	● 脅威の再評価 　想像上の脅威を評価する
● 確認行為	● 問題解決 　心配な内容に対するアクションプランを策定する
● 自罰 　不安がっている自分を責める	● リラクセーション
● 感情の抑圧 　不安などの感情を抑え込もうとする	

で, 不安を抑制したり, 認知的回避をしたりするなど, 効果的でない方略で不安を抑制しようとする（**表14** の左）. これらの方略は, **表14** の右列の方略が不安を軽減することと比して, かえって不安を高めてしまう.

③ 問題解決への自信のなさ：全般性不安症の人は, 問題解決能力自体に欠陥があることは少ないが, 自分の問題解決能力への自信が低く, 問題解決の方法を実行に移すことをためらってしまう. その結果として, 現実的な安全感が得られないという問題が生じている.

▶介入概略

上述の認知モデルを踏まえ, 全般性不安症の治療は, **表15** の点を目標に, **表16** のような内容で行われる.

心理教育においては, これまでに述べてきたような不安の特性に加え, 不安に対する機能的な認識・行動を教育する **表17**.

認知的介入の一つに, 不安導入・脱破局化法がある. これは, セッションの中で不安について患者に話してもらい, "〜となることで, つまりどんなことを心配していますか？" という質問を重ねて, 患者が究極的に心配していること（破局的結末）をまず明らかにし, その上で, 破局的思考を認知再構成するという方法である.

不安への対処の一つとして, 1 日の中で不安に向き合う時間を 30 分決め, 1 日のその他の時間に不安が湧いてきた場合はその時間まで "お預け" しておくようにする方法がある. 不安に向き合う時間には, 不安を抑圧せず機能

表15 全般性不安症の治療目標

- 不安をノーマライズする
- 脅威に関する誤った認識と，不安の解釈を修正する
- 不安に対するメタ認知を修正する
- メタ不安（不安に対する不安）を排除する
- 不安に対する非機能的なコントロール方略を減らし，適応的な方略を増やす
- 問題解決能力に対する自信を高める
- 不安に対するコントロール感を高める
- 安全感と将来の出来事への自信を強化する
- リスクを受容し，将来の不確実性への耐性を高める
- マイナス感情への耐性を高める

表16 全般性不安症の認知行動療法の治療要素

- 心理教育
  - 不安の特徴
  - 機能的な不安と非機能的な不安の判別
- 認知的介入
  - 脅威の解釈，脱・破局視
  - 安全の手がかりに対する認識の強化
  - 不安に対するメタ認知の認知再構成
- 行動的介入
  - 不安に対する機能的方略を身につける
  - リスクと不確実性に馴れる
  - 問題解決トレーニング
- リラクセーション（行わない場合もある）

表17 機能的・非機能的な不安

機能的な不安	非機能的な不安
● 直近の現実的な問題に関連	● 抽象的で直近でない問題に関連
● なんらかのコントロールが可能な問題に関連	● コントロールできない問題に関連
● 不安な状況に対する問題解決に焦点	● 不安な状況に対する負の感情に焦点
● 完全な解決法でなくても，とりあえず試してみて評価する	● うまくいく保証がないという理由でいかなる解決法にも手を出せない
● ある程度のリスクと不確実性を容認する	● 安全と確実性を追求してきりがない
● プラスとマイナスの可能性を幅広い視点でバランスよく考える	● 脅威の可能性を破局視・拡大解釈する
● 不安な状況に対して自己効力感を持つ	● 不安な状況に対して無力と考える

的な対処をするよう努めたり，破局視をしないようにしたり，不安に対する
メタ不安に挑戦したり，不安が頭の中の仮定であって現実とは違うというこ
とを実感できることを目標とする．

まとめ

　不安の概略と，3 つの不安症の認知モデルと介入法について述べた．不安
症の治療においては，疾患の性質を踏まえてプロトコルを遵守しながらも，
個々の患者の個別性を考慮して，目の前の患者にあった柔軟な介入アプロー
チを工夫することが，治療者の腕の見せ所である．

　認知行動療法は診断に応じてプロトコルを使い分けるのが本来のあり方で
あるが，各不安症やうつ病に共通する治療要素も多いことから，診断を問わ
ずに画一的なアプローチを行う統一プロトコル　unified protocol❹も開発さ
れてきており，今後の潮流の一つとなる可能性がある．また，本稿では触れ
なかったが，マインドフルネスに基づいた介入も不安症に一定のエビデンス
があり，定型的な認知行動療法がうまくいかない患者には適応が考慮される．

JCOPY 498-22944

エキスパートのコツ 1

治療者の態度や言動は治療の大きな鍵を握っている．次の点に注意したい．

・患者さんに否定的なコメントをしない．セッション内でも患者さんの自己効力感を高めるよう配慮する．

・小さなことでも成功体験を大切にする．たとえば，電車に乗る曝露課題で怖くて駅から引き返してしまった場合，「課題をやろうとして駅まで行ってみた」点を称賛する．気が重い中をどのようにして駅まで歩を進めたのか，そして，どのような点が電車に乗る障害となったのか，を話し合うことで，次につながる話し合いとすることができる．

・患者さんには，自分で自分を褒める練習も不安症の治療では大切，と伝える．

・失敗に伴う考えの修正をはかる．「結果ではなく，そこからなにが学べるかが大切」など．

エキスパートのコツ 2

不安症の人は，治療場面でも失敗や失言を恐れて緊張していることが多い．治療者があまりに形式ばっていると，患者さんの傾向をさらに強めてしまうかもしれない．治療者はあまりかしこまりすぎず，多少ざっくばらんであけすけな態度のほうが治療はうまくいくことが多い．治療者の自己開示も上手に使うと治療的に働く．特に，行動的な介入を導入する際には，治療者が遠慮がちになると患者さんの緊張と回避をかえって高めてしまうので注意が必要である．

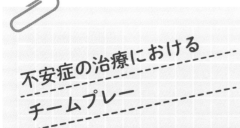
不安症の治療における
チームプレー

1. 薬物療法と認知行動療法の併用の適否

認知行動療法と薬物療法の併用には利点と問題点がある.

利点としては,薬物療法の併用によって不安が比較的早く緩和でき,治療アドヒアランスが向上したり,曝露課題へのとりくみが容易となりえたりすることがある.問題点としては,薬物療法の副作用(特に高用量ベンゾジアゼピンの眠気など)が認知行動療法における学習効率を低下させる可能性があること,短時間ベンゾジアゼピンを使用した場合に薬剤の離脱症状が不安症状と混同される場合があること,薬を服用しながら曝露課題を行った場合に薬の服用を中止した際に同じ状況に再度曝露し直さないとならない(状況依存性学習)可能性があること,などがある.

2. 薬物療法と認知行動療法の併用の際のポイント

認知行動療法を薬物療法と併用する際は次の点に留意する:

・過去の薬物療法の成功・失意体験を話し合い,治療に生かす.

・薬物療法で「不安を減らす」のではなく,「不安を減らすための行動をとれるようになる」ことを目指す.

・薬物の有無を,曝露課題の一段階と考える.

・曝露が成功した時,成功の原因を「薬のおかげ」に帰着させないよう注意する.

・できるだけ薬物療法と認知行動療法を同時に開始しない(どちらによって症状が改善したかわからなくなるため).薬物療法を開始するのは曝露課題を開始する前とし,曝露課題実施中はできるだけ薬物療法を変更しない.

JCOPY 498-22944

カフェイン摂取量と不安症には関連がある．コーヒーを1日3杯以上飲む人はパニック症が多いというデータがあり，1日のカフェイン摂取量を300 mg 未満に抑えるよう推奨するガイドラインもある．以下は，飲食物に含まれるカフェインの量である[5]．たしかに濃いコーヒーは1日2杯程度が無難かもしれない．チョコレートをつまむならなおさらである．

飲食物	カフェイン量
インスタントコーヒー（薄い）1杯	45 mg
インスタントコーヒー（濃い）1杯	90 mg
ドリップ・コーヒー 1杯	140 mg
エスプレッソ 100 mL	80 mg
カプチーノ 1杯	80 mg
紅茶（薄め）200 mL	20 mg
紅茶（濃いめ）200 mL	70 mg
コーラ 1缶	50 mg
ダークチョコレート 50 g	33 mg
ミルクチョコレート 50 g	12 mg

文献

[1] Clark DA, Beck AT. Cognitive therapy of anxiety disorders. New York: The Guilford Press; 2010.

[2] Furukawa TA, Watanabe N, Churchill R. Psychotherapy plus antidepressant for panic disorder with or without agoraphobia: systematic review. Br J Psychiatry. 2006; 188: 305-12.

[3] Hope DA, Heimberg RG, Turk CL. Managing social anxiety: a cognitive-behavioral therapy approach（treatments that work）. 2nd ed. Oxford: Oxford University Press; 2010.

[4] デイビッド H. バーロウ，他著．堀越　勝，伊藤正哉，訳．不安とうつの統一プロトコル　診断を越えた認知行動療法 セラピストガイド．東京: 診断と治療社; 2012.

[5] ベティー キッチナー，アンソニー ジョーム，著．メンタルヘルスファーストエイドジャパン，訳　専門家に相談する前のメンタルヘルス・ファーストエイド. こころの応急処置マニュアル．東京: 創元社; 2012.

〈藤澤大介〉

強迫症の認知行動療法

強迫症／強迫性障害（obsessive compulsive disorder: 以下 OCD）に対する認知行動療法（cognitive behavioral therapy: 以後 CBT），特に曝露反応妨害法（exposure and response prevention: 以後 ERP）について解説をする.

OCD とは

OCD はその名が示す通り，強迫観念と強迫行為の 2 つの部分からなる精神疾患である．DSM-5 によると「侵入的で望ましくないものとして体験される，繰り返し生じ維持する思考，衝動，イメージ」といった強迫観念および／または，「強迫観念に従って駆り立てられる不安や苦痛を避けるまたは緩和するための行動または心の中の行為」といった強迫行為によって特徴づけられる❶.

強迫観念や強迫行為の内容は個人によって異なるが，テーマとしては洗浄，対称性へのこだわり，（性的，宗教などに関する）タブーとされている思考，加害などが多い.

OCD は，何らかの引き金によって生じる強迫観念（考え）により喚起される不安・不快感（感情）を，儀式行為や回避行為（行動）を用いて中和することが習慣化され，悪循環を形成している状態と捉えることができる.
🔍図1 は OCD の ① 引き金，② 強迫観念，③ 不快感，④ 儀式行為の悪循環を示したものである.

OCD の症状

OCD のテーマと具体例についてあげる. 📋表1 に，それぞれのテーマと症状の例を表にまとめた．ここで気づきたいこととして，テーマはさまざまであるが，背後で起こっている上記の OCD の悪循環は同じであることに気

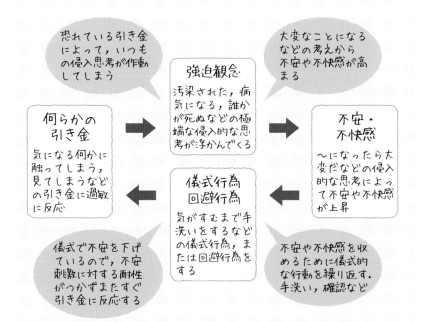

⊗図1 OCD の悪循環

圧表1 OCD のテーマと症状の例

テーマ	症状の例
洗浄・汚染	例）手や体が汚れたかもしれないと考えて，何分も頻回に手洗いをする，シャワーを浴びる
対称性へのこだわり	例）物が左右対称またはまっすぐではないといけないと考え，そのようにしようとする
確認	例）鍵をかけないで泥棒に入られるのではないかと考え，何度も確認する，火事が起きないかとコンセントを確認する
タブーとされる思考	例）神仏冒涜する考えや小児性愛者になってしまったと考え，それを心的儀式などで打ち消す
加害	例）人を転ばせてしまったのではないか，人をひいてしまったのではないかと考え，元に戻る，警察に確認する
強迫性緩慢	例）頭の中で強迫観念が浮かんでいるために，行動が遅くなる，またはできない

づきたい．① 引き金，② 強迫的な考え，③ 不快な感情，④ 儀式的な行為の順である．OCD への CBT 介入においては，患者がこの悪循環に気づき，客観的にそのパターンを観察できるようになることが鍵となる．

治療法

　　OCD に対する現時点での有効な治療法としては，選択的セロトニン再取り込み阻害薬（selective serotonin reuptake inhibitor: SSRI）を主とした薬物療法および CBT をあげることができる．最近のメタ分析によると CBT は不安症に有効であり，なかでも OCD に対する治療効果は非常に高いことが報告されている[❷]．OCD に対する CBT にも認知再構成を中心に据えた認知的なアプローチと曝露療法を通して不安・不快感に慣れることを目指す行動的なアプローチの 2 つがあり，ERP は馴化モデルを基本とした行動的なアプローチの一つとして位置づけることができ，現時点では OCD に対する CBT による最もスタンダードな介入法と考えられている．本稿では，基本的な ERP の考え方と実施方法を紹介する．ERP は曝露療法の一つであるが，OCD に対する ERP をより安全にまた有効に実施するための前提として，曝露療法全般について周知されている要注意事項をリストしておきたい．■表2 は，曝露療法実施する際の要注意事項をまとめたものである．

■表2 曝露療法を実施する際の要注意事項

要注意事項	内容
① 近々の希死念慮，希死念慮なしの継続的な自傷行為がある場合	曝露療法を切迫した希死念慮または，継続的に自傷行為を行っている患者に用いた場合についての研究は限られているが，一般的にそうした状態にある患者に対して曝露療法を始めることは控えるほうがよいと考えられている
② 実際に侵襲性の強い，危険な曝露を患者に実施する	曝露は実際に危険が伴うことをしてはならない．侵襲性の強い介入は倫理的な問題を孕んだり，習慣化する必要のない不安刺激への介入になる恐れがある（虐待をするパートナーへの曝露など）
③ 特定の身体疾患を持った患者の身体感覚曝露（interceptive exposure）は控える	たとえば，てんかんの患者に過呼吸などの身体感覚曝露を行うなど，身体疾患によっては症状悪化につながるために，そうした問題が生じる恐れのある場合は医師との相談を欠かさないこと

(Craske MG, et al. Behav Res Ther. 2014; 58; 10-23[❸]の内容を筆者が表にまとめた)

JCOPY 498-22944

ERP の原理

　ERP は，以下の 2 段階で実施する行動的介入法である．ERP の第一段階としては患者に自らが普段避けている状況や事物に一定時間曝露してもらい不快感や不安，時には身体感覚を喚起してもらう．第 2 段階では，患者が通常その負の感情や感覚を緩和させるために用いる特定の反応，つまり方策（回避や儀式行為など）の使用を抑制する．患者は，意図的に負の感情や感覚を体験し続けることで，次第に馴化が起こり，対象となる負の感情や感覚への耐性が強まり，結果的にそれらの感情や感覚に煩わされなくなる．以上の介入作業を体系的に繰り返すことで，最終的に患者は特定の回避行動や儀式行為を必要としなくなり，OCD の症状が改善する．

　重要な点としては，ERP の曝露の対象は，あくまでも内面に起こる不安感や不快感であり，不安・不快感の引き金となる不安刺激に慣れることではない．その不安刺激は不快感を意図的に喚起するために用いられる引き金にすぎない．もちろん，ERP の実施に伴い不安刺激自体への耐性もつくことにはなるが，あくまでもそれは副産物である．ほとんどの OCD 患者は，特定の引き金（不安刺激）に慣れたとしても，すぐに新しい引き金が出現する可能性が高いため，引き金自体よりも，喚起される不安・不快感にターゲットを絞らないと再発は必至である．恐怖症（蜘蛛，蛇など）とは異なり，OCD の場合は単一の不安刺激だけが問題なのではないことがほとんどであるため，焦点を自らの不安・不快感に持っていくことが重要だと考えられている．📷図2 は通常の OCD と ERP を比較したものである．

ERP の実施手順

▶アセスメント Y-BOCS など

　OCD が患者の生活機能をどのくらい妨げているか，併存疾患の有無などを査定するとともに，標準化された尺度，通常は Y-BOCS（Yale-Brown Obsessive Compulsive Scale）を用いて OCD の存在と重症度を明らかにする．正式な査定を行った上で，適用可能な患者に対して ERP を実施することになる．できるだけ治療動機についても探っておくとよい．治療動機が低い場合，治療への抵抗や中断などが生じやすいからである．

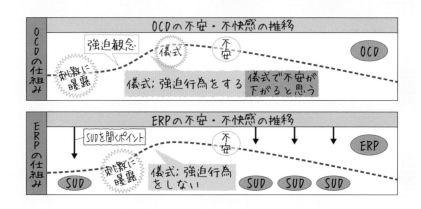

図2 強迫性症と曝露反応妨害法（ERP）における不快感の推移

▶初回セッション　心理教育

　OCD と ERP についての心理教育を実施する．心理教育を通して OCD の悪循環，また ERP の治療原理について理解してもらう．きっかけ-強迫観念-不快感-儀式行為の OCD の悪循環を説明し，患者自身の OCD 症状をあげてもらい，同様の悪循環が起こっていることを確認する．加えて ERP の仕組みを説明する．ERP では，段階的な曝露課題を設け，その課題をすることで意図的に不安・不快感を持ち上げ，その後に通常行っている儀式行為をしないことで負の感情や感覚が自然に収まるのを体験することになる．なるべくわかりやすく，患者自身の OCD 症状を例に用いて説明することが望ましい．多くの患者はこの段階で ERP を実施することを躊躇する．ここでは，治療者が安全で支持的な治療関係を築くことができるかどうかが問われることになる．

▶第2セッション　不安階層表作成

　第2セッションでは通常，不安・不快感を喚起するための引き金として用いる曝露課題のリスト（階層表）を作成する．生活に支障をきたしている事柄，または困難度に従って取り組む順番を定める．通常は中等度の困難課題あたりからスタートするようにする．患者によっては，最も困難な事柄を隠している場合がある．しかし，避けている事柄（不安刺激）の如何にかかわらず，曝露のターゲットを不安・不快感に持っていくことからぶれないことが重要である．治療者側の陥りやすい落とし穴は，最も避けていることに曝

露させなければならないと思い込むことで，そうでなくても ERP は充分にその有効性を発揮する．もう一つ，患者が客観的に自分の不安・不快感の推移を見ることができるようにするために忘れてならないのは，不安・不快感の高さを記録する用紙を準備することである．申告方法は SUD（Subjective Units of Discomfort）を用い，自分の体験している不安・不快感を主観的な数値で報告してもらう．「今の不安や不快感は 0 がなし，10 が最高だとするといくつぐらいですか？」などと質問する．この自己申告こそが ERP を ERP たらしめると言っても過言ではない．可能ならば，この段階で目標の設定と OCD の外在化をすることをすすめたい．目標設定では，短期目標と長期目標を設定することが望ましい．OCD を克服することは短期のゴールだとしても，将来 OCD を克服した後に目指す人生の目標を掲げておくことで，治療動機を保つことと再発の予防を図る．また，OCD を外在化することによって OCD を共に客観視し，治療同盟を築きやすくする．よく用いられる外在化方略としては，一緒に OCD に名前をつけ，それ以降，共に命名した名前で OCD をよぶ方法である．

▶第 3 セッション以降から終了手前のセッションまで

　心理教育と不安階層表の作成の後に，実際に ERP を実施する．実施の方法としては，まずセッション内で ERP を実施し，次のセッションまでに持ち帰り課題として自宅でも ERP に挑戦してもらう．その後のセッション数は患者の状態に合わせて決めることになるが，通常 12 回から 16 回程度に設定する．一般に 3 カ月間正式に ERP に挑戦しても全く改善がみられない場合は他の治療法，たとえば薬物療法との併用であったり，ERP が最適な介入方法ではないと考える．しかし，多少なりとも改善がみられる場合はセッションや曝露課題の内容についての検討，または本人の治療動機を再確認する必要がある．毎回のセッションは以下の手順で行われることが多い．

① **持ち帰り課題（宿題）の確認**: 前回の持ち帰りの ERP 課題を確認する．
② **ERP の目的の確認**: 毎回，ERP に臨む前には，ERP 実施の心得を患者に問い復唱してもらうなどして，実施の目的と手順を確認することが望ましい．**匡表3** は ERP 実施の心得を表にまとめたものである．そうすることで，ERP が嫌がらせや無理強いではなく，OCD に対する共同的な戦いだという連帯感を強める．また，セッション内での ERP を始める前に，ベースライ

囲 表3 ERP セッションで患者・クライエントと共有すべき介入の原則

CPT 実施の心得
① 恐れていることになるべく多く直面する
② 避けなければならないと強く感じても避けないでそこに留まる
③ 不安・不快感を緩和するための儀式を行いたくても行わない
④ 自然に不安・不快感が落ちつくまで待つ

ンの不安，または不快感を SUD で報告してもらう．

③ **ERP 開始**: 話し合いで定めた曝露課題に沿って曝露刺激を用意し，それに対して曝露を開始する．曝露開始後に SUD を報告してもらう．ベースラインのレベルから，不安・不快感がかなりのレベルで持ち上がっていることを確認する．この段階で不安・不快感の昂進していない場合は，曝露が成功していないと考え，さらに一段上の課題に挑戦する．

④ **不安・不快感の推移チェック**: 曝露直後の SUD 評価後は，自然に不安・不快感が下がるのを自ら体験，そして観察してもらいながら，できるだけ何もせずに SUD が下がるのを待ってもらう．SUD の報告の間隔は患者の状態に合わせて調整する必要があるが（不安・不快感が相当に強い場合は 1 分ごとなど短めに，弱い場合は 10 分ごとなどやや長めに間隔を取る），30 分ぐらいの ERP 実施中に数回 SUD を報告してもらう．

⑤ **ERP の終了**: 30 分から 40 分を 1 セットとしてセッション内で ERP を実施し，時間がきたら ERP を終了する．終了後の SUD を報告してもらい，不安・不快感が下がっているかどうかを確認するとともに，セッションで気づいたことなどのフィードバックをもらう．

⑥ **持ち帰り課題の設定**: ERP 課題について話しあい，次のセッションまでの間に実施する持ち帰りの ERP についてなるべく具体的な手順などを確認しつつ設定する．**図3** はセッション内での ERP の実施の方法をまとめたものである．

▶**最終セッション**

OCD の治療を始める際に作成した不安階層表に基づいて，ERP 実施前後の比較を行うとともに治療全体を振り返る．何か治療を通して気づいたことや獲得したスキルなどについて確認する．また，治療を通して達成できたこと，またできなかったことについても話し合う．この段階で，患者が多くの課題

JCOPY 498-22944

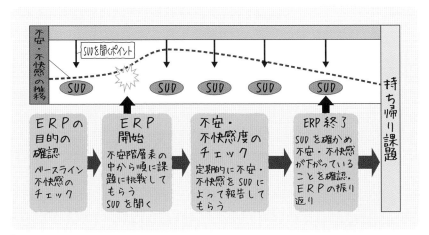

🎀図3 基本的な曝露反応妨害法（ERP）の手順と期待できる不快感の推移

を完遂し，また家族や治療者から見ても患者の OCD 症状が著しく改善して
いるにもかかわらず，患者からは「何も改善していない」という言葉を聞く
ことがある．それは一番の困難（時には隠している場合もある）を克服して
いないという意味であったり，OCD が完全に消滅していないという意味で
あったりする．しかし，OCD が完全に消滅する保証はなく，またストレスフ
ルな状況下では再び増悪することがあること，また ERP を通して OCD に対
す対処法をマスターしたことで，不安・不快感への耐性が強まったことで以
前に比べて生活機能が向上したこと，今後も引き続き自ら ERP を実施し続け
る必要があることなどを再確認する．さらに，再発の予防を行う．再発予防
では，これまでに実施してきた治療を振り返り，学んだことを将来に生かす
ことで再発を防ぐようにする．具体的に今後起こりうる困難を想定してリス
トを作り，もしその困難が生じた時への対応策を検討する．その困難に対す
る ERP を考案するだけにとどまらず，援助を求める方法などについても具体
的に話しあいリストしておく．もしも必要がある場合には，フォローアップ
セッションを 3 カ月後，6 カ月後に設定しておくとよい．

新しいタイプの ERP

前のセクションでは，馴化モデルに基づいた典型的な ERP について解説し

たが，近年，新しいタイプの ERP もいくつか開発されている．ERP の実施に
伴い，いろいろな批判が生じたためである．たとえば，① ERP を実施するこ
とでかえって不安・不快感に集中させてしまう．ERP は不安・不快感に曝露
させるため，結果的に患者を負の感情や感覚に集中させることになっている
のではないかという批判である．② 健全な不安も除去してしまう．元来，不
安や不快感には何らかの危険を察知してそれに備える役割があり，健全な生
活を営むためには必要不可欠な感情や感覚である．ERP の目的がいつの間に
かこうした健康な不安・不快感までを含めた負の感情の除去になりかねない
のではないかという批判もある．③ ERP が新しい儀式になってしまう．ERP
を繰り返すうちに，ERP をやらないと不安が下がらないとなり，課題をこな
すことが次第に新しい儀式行為になってしまうのではないかという批判があ
る．

　こうした批判に対して，最近では，不安などの負の感情に向かい合わずに
受け入れる方法として，マインドフルネス技法を使った介入法（acceptance
and commitment therapy: ACT など）や制止学習理論（inhibitory learning
theory）に基づく ERP も開発されている．紙幅の都合で，本稿では制止学習
理論によるアプローチ ERP を簡単に紹介する．Craske らは介入研究の結果か
ら，「その刺激は安全である」という学習がなされるまで，恐怖反応は持続す
ることに注目し，不安を消すことを主眼に置くのではなく，不安と上手く付
き合うこと，また新たな学習を強調した ERP を提唱している❸．この制止学

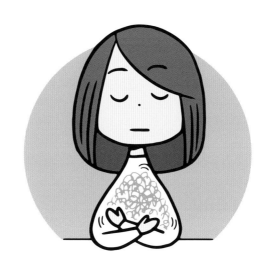

JCOPY 498-22944

習理論によるERPでは「不安耐性を強化する」ことを目指してERPを実施する．制止学習理論のERPを実施する際のポイントは以下の4つである．1）曝露後に起こる最悪の結果の予期と実際に起こったことの不一致を強調する，2）複数の曝露刺激を同時に提示する，3）感情にラベルをつけ言語的な処理をする，4）多くの曝露課題を多くの状況で実施する，である．このアプローチでは「この刺激は安全である」という新しい学習に重点を置き，予期した最悪のことが起こらないことをERPを通して体験してもらうことになるが，実際にはERP実施前に，ERPから生じる「最悪の結果・よくない結果」を予測してもらい，終了後にその予測が実現したかどうかを確認するようにする．

さいごに

　本稿ではOCDに対する馴化の理論に基づいた不安・不快感に「慣れる」タイプのERPついて解説した．まずはOCDに対するCBTということではこの馴化モデルのERPを基本的な介入法として習得しておきたい．OCD患者が正式にERPを実施した場合には，OCDの症状は軽減する可能性は高いが，ERPは基本的に患者に嫌がることをしてもらい，そこから喚起される不安・不快感と向かい合ってもらう介入法であることを肝に命じておく必要がある．本稿では補足的に新しいタイプのERPも紹介した．「慣れる」に対して，「習う」タイプのERPである．不安刺激は安全であることを習い直し，不安耐性を高める介入法である．どのタイプの介入法を用いるにしても，確実に患者との治療関係の質が問われることになる．最後にERPほど治療者側のコミュニケーションスキルやユーモアのセンスが物を言う介入法はないことを強調しておきたいと思う．

文献

❶ American Psychiatric Association.(2013) Diagnostic and Statistical Manual of Mental Disorders fifth edition DSM-5.(高橋三郎，大野　裕，監訳．DSM-5 精神疾患の診断統計マニュアル．東京: 医学書院; 2014.）
❷ Hofmann SG, Smits JAJ. Cogitative-behavioral therapy for adult anxiety disorders: a meta-analysis of randomized placebo-controlled trials. J Clin Psychiatry. 2008; 69: 621-32.
❸ Craske MG, Treanor MT, Conway CC, et al. Maximizing exposure therapy: an inhibitory learning approach. Behaviour Res Ther. 2014; 58; 10-23.

〈堀越　勝　蟹江絢子〉

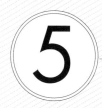

5 心的外傷後ストレス障害に対する認知処理療法

　心的外傷後ストレス障害（post traumatic stress disorder: 以下，PTSD）は，ベトナム戦争の帰還兵が呈する精神症状や社会適応上の問題を発端に 1980 年に米国の精神医学会の診断基準で正式な疾病として認められた．日本では 1995 年の阪神淡路大震災と地下鉄サリン事件を契機に PTSD の認知度が高まり，被災者・被害者の心のケアが重要視されるようになった．PTSD 治療の第一選択としては，トラウマに焦点を当てた認知行動療法（cognitive behavior therapy: 以下，CBT）がさまざまな国際ガイドラインにおいても推奨されており[1-3]，なかでも認知処理療法（cognitive processing therapy: 以下，CPT）は，これまでに 20 以上のランダム化比較試験において，レイプ，虐待，戦闘，対人暴力の被害者に対する介入としてその有効性が高く評価されている[4]．CPT は PTSD 患者の認知面への働きかけを重視する介入法で，海外ではエビデンスに基づいた PTSD 治療法として米国退役軍人局にも採用されている．CPT はまだ日本で十分に知られていないが，徐々にではあるが臨床現場に浸透しつつある．そこで本稿では，今後日本での PTSD に対する有効な介入法の一つとなることを願い CPT を取り上げることにした．

心的外傷後ストレス障害

　多くの人は外傷体験直後，不安や恐怖，不眠などさまざまな精神的反応を呈する．ほとんどの場合，これらの反応は時間の経過とともに回復する一過性の反応（急性ストレス反応）であるが，なかには，侵入症状，陰性気分，回避症状，覚醒症状などを呈する場合がある．DSM-5[5]診断の基準 A として，実際にまたは危うく死ぬ，重症を負う，性暴力を受ける出来事へ曝露し，これらの症状が 1 カ月以上持続する場合には，PTSD と診断される．
　PTSD は，以下の 4 つのカテゴリーにより構成される（DSM-5 の診断基準 B〜E による）．B: 侵入症状（強い苦痛や生理反応を伴う侵入的想起，フラッ

JCOPY 498-22944

シュバックや悪夢など）, C: 回避症状（心的外傷体験と関連する記憶，思考，感情の回避，およびこれらを呼び起こす場所や会話，状況などの回避）, D: 認知と気分の陰性の変化（過剰な罪悪感，否定的な認知〔自己や他者，世界に対する過剰に否定的な信念〕や陰性の感情状態の持続，健忘，疎隔感など）, E: 覚醒度と反応性の著しい変化（激しい怒り，自己破壊的行動，過度の警戒心，驚愕反応，集中困難，睡眠障害）である．これらの 4 つのカテゴリーの症状が 1 カ月以上持続し，著しい苦痛および生活や社会上の機能障害がある場合に PTSD と診断される．DSM-5 の PTSD の診断基準に加わった D 基準の認知と気分の項目は，CPT が重視している認知面の問題と一致している．CPT では問題となる認知と気分（感情）を同定し，それらに対して曝露や認知的な介入を用いる．

認知処理療法

▶CPT とは

　CPT は Resick らによってレイプ被害者のために開発された介入法であるが[6]，前述のように現在では性被害に限らず，戦闘トラウマ，児童期の性的虐待などさまざまなトラウマ体験によってもたらされる PTSD に応用され奏効している．CPT は疾患特異的なプロトコルに基づく短期間の介入法で，全12 回で実施される．通常，1 回のセッションは個人の場合 50 分，集団は 90分で行われる．セッションは全体を通して PTSD 患者の持つ認知に標準を合わせた認知課題と筆記によるトラウマティックな体験への曝露によって構成されている．実施方法は筆記曝露を含む従来型の CPT と筆記曝露を含まない新しい形の CPT-C（CPT-Cognitive Therapy Only）の 2 種類が用意され，提供方法も個人，集団，個人と集団の混合，また短縮版と多岐にわたっており，さまざまな患者の必要に合わせて実施することができる．

▶CPT の有効性

　CPT はこれまでに多くのランダム化比較試験によってその有効性が証明されている．匡表1 はそれらのランダム化比較試験のいくつかをまとめたものである．また 図1 はそれらのランダム化比較試験の介入前後におけるPTSD の重症度の変化を Clinician-Administered PTSD Scale（以下，CAPS）を用いて示したものである．CAPS とは，PTSD の診断および重症度を測定する

表1 CPT のランダム化比較試験の例

研究	被験者（ITT）	主な併存疾患	性別年齢	対照群
Resick et al.(2002)[7] N=171	レイプ被害経験者 62 名（86％は他の犯罪被害経験）	MDD: 44% SAD: 0%	女性 32 y	PE 待機後に治療
Chard（2005）[8] N=82	児童期の性的虐待経験がある成人 36 名（57％の被験者は 100 回以上の経験を想起）	MDD: 40% SAD: 1%	女性 33 y	待機後に治療 17 週の増強治療
Monson et al.(2006)[9] N=60	戦闘トラウマ体験のある米国退役軍人 30 名（78％はベトナム戦争）	MDD: 53% SAD: 3%	93% が男性 55 y	通常治療
Resick et al.(2008)[10] N=150	レイプ，または性的ではない暴行被害 53 名	MDD: 50% SAD: 4%	女性 35 y	CPT-C のみ，トラウマ筆記（i.e., 要素分解研究）
Forbes et al.(2012)[11] N=59	軍のトラウマ体験のあるオーストラリアの退役軍人 30 名（67％はベトナム戦争）	MDD: 80% SAD: 43%	93% が男性 53 y	通常治療
Galovski et al.(2012)[12] N=100	対人的なトラウマ体験のある成人 53 名	MDD: 48% SAD: 0%	69% が女性 38y	症状モニタリング 待機後に治療
Suris et al.(2013)[13] N=86	軍隊での性的トラウマ体験のある米国退役軍人 52 名	不明（評価せず）	85% が女性 46 y	現在中心療法

構造化面接である．これらの効果研究の結果からも明確なように，CPT はレイプ被害者をはじめ，児童期の性的虐待経験のある成人，戦闘トラウマのある退役軍人，レイプや性的でない暴行被害などさまざまな原因による PTSD に対して有効であることがわかる．また，CPT 以外で PTSD に対し有効性が確認されている曝露ベースの介入法として知られる持続エクスポージャー療法（prolonged exposure therapy: 以下，PE）との比較においてもほぼ同等の治療効果が示されている[4,10,14]．さらに **表2** では CPT と PE の比較において，両者に差があった項目となかった項目を提示している．PTSD 症状の改善，うつなどについては両者には有意な差はなく，罪悪感，自殺念慮などについては両者の間に差がみられた．また，CPT 内の要素分解研究では筆記曝露のある従来型の CPT と新しい形式の筆記曝露なしの CPT-C，さらに筆記のみの介入の 3 者による比較では，CPT と CPT-C は治療の効果に関してはほぼ同様の効果が認められ，ともに筆記曝露のみの介入に比べ有効性は高かっ

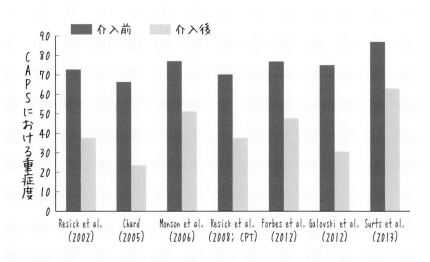

図1 介入前後の PTSD（CAPS）の重症度

表2 CPT と PE の比較で差があった項目となかった項目

差があった項目	差がなかった項目
● 罪悪感（Resick et al, 2002; 2012）[7], [15] (Nishith, Nixon & Resick, 2005)[16]	● PTSD 症状（Resick et al, 2002; 2012）[7], [15]
● 身体の健康状態（Galovski et al, 2009）[17]	● 睡眠（Galovski et al, 2009）[17]
● 絶望感（Gallagher & Resick, 2012）[18]	● うつ（Resick et al, 2002; 2012）[7], [15]
● 年齢: CPT は若年，PE は高齢の患者に有効（Rizvl et al, 2009）[19]	● 怒りが強いとドロップアウト（Rizvl et al, 2009）[19]
● 自殺念慮: CPT では PTSD 症状の軽減を通して自殺念慮が低下．PE ではこの効果がみられず（Gradus et al, 2013）[20]	● 人種（Lester et al, 2010）[22]
● 児童期の性的虐待の頻度が PE のドロップアウトに関連する（Resick et al, 2014）[21]	● 児童期の性的/身体的虐待歴と治療効果（Resick et al, 2014）[21]

た[10]．これらのことから，従来型の CPT と新型の CPT-C の効果は同等ということになり，ある意味で同じ CPT でも曝露を含む CPT と認知面を重視する CPT-C という選択肢が増えたことになる（後掲 **表4**）．

▶CPT の概要

　CPT では PTSD を心的な外傷体験からの回復がいくつかの原因で妨げられている状態と考える．通常，心的にインパクトの強い出来事に晒された者のほとんどが程度の差はあれ出来事の体験後に PTSD 様の症状を呈するが，時間の経過とともに徐々に回復していく．CPT では回復を妨害している要因として，情報処理ができていない認知（スタックポイントとよぶ）と問題に直面せずに回避し続けていることの 2 つを想定しており，スタックポイントに対しては認知再構成を，回避に対しては自然な感情をそのまま味わうこと，さらにトラウマ筆記などを通して曝露介入を実施する．

　情報処理の観点から考えると，一般に人は，正しい行いをしていると幸せが訪れ，悪いことをしていると不幸が訪れるという考え（公正世界の信念）を持って生活を営んでいる傾向があるが，そこに突然理解し難いトラウマティックな体験をした場合，より納得のいく説明を求めて情報を整理する．その整理が現実的で「ほどほどに良い」ところに落ち着くことを調節とよぶ．しかし，もしも調節に失敗した場合には同化，または過剰調節に導かれる．同化の場合，公正世界の信念を正しいものと信じ，悲惨な出来事が起こった原因は自分のせいだという考えに落ち着くことで，自責感などを生むことになる．また，過剰調節では，自分や世界についての既存の信念を極端に変え，公正世界の信念を捨ててしまい，世界は危険で将来も他人も自分も信用することはできないという考えに落ち着き，警戒心や回避を増長する．CPT では特に治療の前半は同化に，後半は過剰調節に焦点を当てて実施していくことになる．

●スタックポイント

　スタックポイントは体験したトラウマに関する情報の整理を妨げ，「行き詰まらせる」考えである．スタックポイントのスタックとは「詰まる」「ぬかるみにはまる」「つっかえる」といった意味で，PTSD の回復を妨げる体験を通して学習された認知を指す．スタックポイントは概して白黒思考で，非常にシンプルで極端な考えである．たった一度のトラウマ体験で一瞬にして学習されることもある．CPT ではセッションを通して，こうしたスタックポイントを同定し「スタックポイントログ」とよばれるリスト表を患者と治療者がそれぞれ作成して共有し，治療の中で認知再構成の課題として用いたり，

表3 スタックポイントの例

スタックポイント（認知）の例	スタックポイントでない例
● 「それが起こったのは私のせいだ」	● 「絆（概念だけを書いた物）」
● 「それをどうにか防ぐことができたはずだ」	● 「デートのことを考えるとひどく緊張する」
● 「世界は危険だ」	● 「自分はいつも娘と喧嘩をする」
● 「男は皆信用できない」	● 「人が死ぬのを目撃した」
● 「人と親しくなったら必ず傷つけられる」	● 「一体この先どうなるのだろう？」
● 「誰も理解してくれる人はいない」	● 「政府は国民を助けるべきだ」
● 「人前では絶対に怒ってはいけない」	
● 「人前では絶対に泣いてはいけない」	

後述の PTSD の 5 つのテーマにグループ分けしたり，最終的には CPT を通してそれらのスタックポイントがどのように変化するかを評価していくことになる．学習したものは再学習できると考え，スタックポイントやストーリーを客観的な現実と区別し，さらにそれらを書き換えることで，極端な信念をほどほどで現実的な信念に再学習するように促す．表3 はスタックポイントとそうでない考えを比較してまとめたものである．

● 曝露

　CPT では回避が PTSD からの回復を妨げる一要因であると考えいくつかの方略を用意している．感情への回避に対しては，自然な感情に留まり味わうこと，また思い出や体験からの回避に対してはトラウマ体験を詳細に筆記する「トラウマ筆記」を作り，繰り返し朗読してもらうことで回避している事柄に向き合ってもらう．さらにトラウマ筆記を書き直すことは，思い込みや極端な思考に気づく機会としても有益である．前述のように CPT にはさまざまなバージョンがあり，トラウマ筆記を含めるバージョンと含めないバージョンがある．現時点では，含めないバージョンでも十分な効果が見込めることから，トラウマ筆記なしのバージョンが主に用いられるようになってきている．表4 はトラウマ筆記のあるなしを決めるポイントをまとめたものである．

表4 CPT，CPT-C の選択基準

CPT（トラウマ筆記あり）	CPT-C（トラウマ筆記なし）
● 患者の希望	● 患者の希望
● 研究知見が多い	● 本当に出来事の記憶がない場合
● トラウマ筆記が治療的な場合	● 患者が筆記を拒む
● 患者が筆記をしたい場合	● 時間が限られている
● 回避で「覚えていない」と患者が言う場合（詳細を思い出すのに筆記が役立つ可能性があるなど）	● 治療者が筆記を得意としない場合
	● 認知スキルに時間を割きたい場合
	● 認知再構成に力点を置きたい場合
● 時間的な制約がない場合	● 集団療法の場合
● 感情表出が必要であると治療者が考える場合	

● **認知再構成**

　認知再構成は CPT の主要な介入法であり，セラピストからの質問（ソクラテス式質問）やいくつかのワークシートによって実施される．認知的な介入として，まず第 1 セッションでの「出来事の意味筆記」の作成に始まり，最終セッションは新たな「出来事の意味筆記」の作成で終わる．初回セッションに書いた意味筆記と最終セッションに持ち込まれる意味筆記をセッション内で比較して，認知の変化などを明らかにする．意味筆記は出来事が自分にどのような影響を与えたか，また出来事によって自分や周りがどのように変化したかを考え筆記する持ち帰り課題である．

　意味筆記以外のいくつかの課題も CPT に重要な認知介入となる．まず先述の「スタックポイントログ」は CPT 実施期間中継続的に記録し，書き直していく．次に「ABC 用紙」は，認知，感情，行動を区別し，それらお互いの関係に気づいてもらう．実際の体験を詳細に記す「トラウマ筆記」を書いてセッション内で朗読をしてもらい，さらにそれを毎日声を出して読むことで曝露と馴化を促す方法をとっている．次に用意されているのは「考え直し用紙」である．考え直し用紙は 10 個の質問項目が書かれた用紙で，スタックポイントログの中からスタックポイントを 1 つ選択し，それらの質問に答えてもらうことで考え直しを促す．次は「問題ある思考パターン用紙」である．この課題で患者は自分が持っている考え方の癖（思考パターン）に気づき，なるべく現実的な考えに落とし込む．最後の認知課題は「信念を考え直す用紙」である．これは，これまでに実施してきた ABC 用紙，考え直し用紙，問題あ

る思考パターン用紙の 3 枚を 1 枚の紙の上に載せ，偏った考えに対して代替案を創出する作業を行うための総合版ワークシートである．

● 5 つのテーマ

CPT の介入のもう一つの特徴として，トラウマティックな出来事に影響される 5 つの認知への介入をあげることができる．トラウマティックな出来事は患者の 5 つの分野に関する認知に影響を及ぼし，PTSD からの回復を妨げる．それらはある意味で人生のテーマと考えられることから，CPT では自分，また他人や世界について，それぞれのテーマごとに扱っていく．5 つのテーマとしては，安全，信頼，力とコントロール，価値，親密があげられる．セッションの後半（8 セッション以降）で自分と他人や世界について，テーマごとに 1 セッションを割り当てて認知再構成を実施していく．

▶CPT の治療段階

CPT の 12 回のセッションは目標に合わせて 6 つの段階に分けることができる．患者の視点からの治療段階は以下の通りである，① セッション 1: PTSD が治る仕組みを知る，② セッション 2〜5: 見つめる力をつける（思考と感情のつながりを認識する），感情を整理する（自然な感情に触れ，スタックポイントを同定する），③ セッション 6〜7: 考え直す力を身に付ける（自責と後悔，過去のスタックポイントの認知再構成），④ セッション 8〜12: さらに人生を見つめ直す（安全，信頼，力とコントロール，価値，親密さの認知再構成）の 4 段階である．

治療者の視点からの 6 段階は，① セッション 0: 治療前アセスメントと治療以前の問題を知る，② セッション 1〜3: PTSD，思考，感情についての心理教育，③ セッション 4〜5: トラウマ処理（自然な感情の消散とスタックポイントの同定，④ セッション 6〜7: 考え直しの学習（自責と後悔の認知再構成），⑤ セッション 8〜11: トラウマのテーマへの介入，そして，⑥ セッション 12: 将来に向けて，の 6 段階である 匣 表5．

● 第 1 段階と第 2 段階（0〜3 セッション）

第 0 セッションでは通常，査定が行われる．推奨される査定ツールとしては，治療の前後で実施する構造化面接の CAPS，自記式の尺度としては，通常 PTSD の症状を査定するために自記式の PTSD チェックリスト（PTSD

表5 CPT と CPT-C における各セッションのテーマと持ち帰り課題

	CPT で扱うテーマ	CPT の持ち帰り課題	CPT-C で扱うテーマ	CPT-C の持ち帰り課題
セッション1	導入と教育		導入と教育	
		意味筆記		意味筆記
セッション2	出来事の意味		出来事の意味	
		ABC 用紙		ABC 用紙
セッション3	思考や感情を見つける		思考や感情を見つける	
		トラウマ筆記		ABC 用紙
セッション4	トラウマ出来事を思い出す		スタックポイントを探す	
	（スタックポイントを探す）	トラウマ筆記2度目	（同化のスタックポイントを中心に）	考え直し用紙　スタックポイントログ
セッション5	トラウマ筆記2回目		考え直しの質問	
	（スタックポイントを探す）	考え直し用紙	（スタックポイントへの挑戦）	問題ある思考パターン用紙
セッション6	考え直しの質問		問題のある思考パターン	
	（スタックポイントへの挑戦）	問題ある思考パターン用紙	（スタックポイントへの挑戦）	信念を考え直す用紙
セッション7	問題のある思考パターン		信念を考え直す用紙	
		信念を考え直す用紙		信念を考え直す用紙
セッション8	安全		安全	
		信念を考え直す用紙		信念を考え直す用紙
セッション9	信頼		信頼	
		信念を考え直す用紙		信念を考え直す用紙
セッション10	力とコントロール		力とコントロール	
		信念を考え直す用紙 コンプリメント		信念を考え直す用紙 コンプリメント
セッション11	価値		価値	
		信念を考え直す用紙 意味筆記　2度目		信念を考え直す用紙 意味筆記2度目
セッション12	親密		親密	

JCOPY 498-22944

Checklist for DSM-5: 以下, PCL-5), PTSD 評価尺度 (Impact of Event Scale-Revised: 以下, IES-R), 外傷後ストレス診断尺度 (Posttraumatic Dignostic Scale: 以下, PDS) などが用いられ, PCL-5 に関しては毎セッション実施する. また, うつについての尺度としては, 日本版ベック抑うつ質問票 Beck Depression Inventory Second Edition (BDI-II) や抑うつ尺度の Patient Health Questionnaire-9 (PHQ-9) が使われることが多い. この段階で, 治療の標的となるトラウマティックな出来事を選択する. それを「インデックストラウマ」とよび PTSD を引き起こす原因となった出来事がそれに当たる. 患者によっては, 複数回の体験や頻繁に繰り返され際立った出来事がない場合もあるが, 通常は再体験に登場する出来事を選ぶことになる.

　第1セッションは CPT と CPT-C では共通の内容になり, CPT の治療原理と PTSD についての心理教育が行われる. 第1セッションの終わりには, 次回までの持ち帰り課題として「意味筆記」が出される.

　第2セッションでは書いてきた意味筆記からトラウマティックな出来事の意味を見つける.「ABC 用紙」は出来事 (activating event) に伴って生じる思考 (belief) と感情 (consequence) のつながりを理解する助けとなる. 患者が第三者的に自身の思考や感情を区別して客観視する力をつけたり, PTSD の背後にある認知に焦点をあてたりする.

　第3セッションでは, 持ち帰り課題で作成した ABC 用紙の振り返りを行う. また次の持ち帰り課題としてインデックストラウマについて詳細に筆記してもらう「トラウマ筆記」の作成が課せられる. なるべく詳細に出来事や状況, その時の患者や身体感覚などを記録してもらう. 覚えていない部分や書き難いまたは書けない箇所には下線を引くなど印を付けてもらう. ある意味で印の付いた箇所は認知の処理ができていない部分と考えられ, その部分は認知再構成や曝露の焦点となる.

● 第3段階（4～5セッション）

　第3段階では書いてきてもらったトラウマ筆記をもとにトラウマを処理していく（自然な感情の消散とスタックポイントの同定）. 患者にとってトラウマ体験を筆記することは容易なことではないことは想像に難くない. 持ち帰り課題を完了できない場合もあるが, その時はセッション内で筆記と朗読を実施する. 患者はセッション内で音読する. セラピストはそれを共感的にアシストをする. その時に怒り, 悲しみなどの感情の表出がある場合にはそこ

に留まり充分にそれを味わうことを促す．そうすることで，トラウマの感情的な処理を進めることができる．また，この曝露の作業を繰り返し実施することで不安や恐れなどの感情を消化することができると考える．セッション5では，もう一度トラウマ筆記を書いてもらい，初めの筆記に追加や修正を加えながらトラウマ筆記を作り直す．この作業は患者の持っているストーリーを書き換えていく作業でもある．セッション5の最後には次の段階のための認知課題「考え直し用紙」が紹介される．ちなみに，CPT–C ではこのトラウマ筆記が行われない代わりに，ABC 用紙を用いてスタックポイントの炙り出しに時間を割くことになる．

●第4段階（6〜7セッション）

通常この段階までに大方のスタックポイントがリストされており，ここでは「考え直し用紙」を用いてそれらの偏った考えに挑戦する．考え直し用紙には認知の再構成を促す10個の質問が用意されており，全ての質問が当てはまるわけではないが，患者はそれぞれのスタックポイントについての「証拠と反証をあげてみよう」，「極端な言葉が含まれていないか」，「事実に基づいているか？」，「そう考える習慣になっていないか？」，「"起こりうる"ことと"よくある"こととを混同してないか？」などの典型的な認知の偏りに対する質問に答えていく．さらにセッション6の最後には「問題ある思考パ

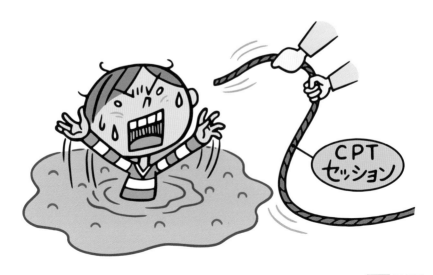

ターン用紙」が導入され，スタックポイントに典型的な偏った思考パターン（結論への飛躍，過度の単純化，過度の一般化，読心術，感情による理由づけなど）がないかどうかを探っていく．セッション 7 では，これまでに実施してきた認知課題の総合版にあたる「信念を考え直す用紙」を紹介する．この用紙は，ABC 用紙，考え直し用紙，問題ある思考パターン用紙を一つにまとめたもので，最後の部分に偏った考えに対する代替案を捻出する作業が含まれている．第 7 セッションの最後にはこれから始まる 5 つのテーマの初めの「安全」についての情報が提供される．

●第 5 段階（7〜11 セッション）

この段階ではトラウマティックな出来事の後に影響を受けたと考えられる 5 つのテーマについて認知再構成を進めていく．セッション 8 では安全を扱い，自分，また他人についての安全のテーマについて話し合うとともに，前述の「信念を考え直す用紙」を用いて，患者の安全についてのスタックポイントの修正を図る．セッション 9 では信頼，セッション 10 では力とコントロール，セッション 11 では価値，そして最終セッションでは親密さのテーマについて認知再構成を行っていく．さらにセッション 10 で出される CPT 唯一の行動的な課題が「コンプリメント」である．この課題を実施するには他人との交流が必要となり，自分からコンプリメント（褒める）を出すこと，また他人からもらうことが求められる．これら 5 つのテーマは，ほぼ対人関係に関わる事柄であり，親密のテーマで CPT を終わる理由は関係性の回復であることは明らかである．

●第 6 段階（12 セッション）

CPT の最終段階は再発予防と将来への目標設定である．CPT の最終セッションで親密さのテーマを扱い，人々からの回避による孤立をやめ，安全な人間関係から力をもらい，信頼できる関係の中で自分自身の価値を見出していくことによる回復へのさらなる一歩を踏み出すように援助する．

「コンプリメント」は最終セッションの課題である親密のテーマと直結する行動的な介入である．CPT には「コンプリメント」以外に具体的な行動的な介入はない．しかし，行動的な介入が行われなくても，順番に CPT の治療的な段階を踏んでいくと次第に患者の側にさまざまなポジティブな行動変化，特に関係回復に向けての行動変化が見られるようになる．ある意味で，認知

課題を実施することも行動的な介入と考えることもできる．そして，認知課題はもう一人の自分との対決，または自分との関係の再構築と考えることができる．PTSD 患者はがんじがらめになっていた認知的な縄目から解かれた時に，もう一度他の人々との関係を結び直し，ともに将来に向かって進んで行けるようになるため，具体的な目標を設定することが重要である．

さいごに

CPT は PTSD に特化した曝露ベースの CBT である．介入研究によりその有効性が認められており，個人，集団，個人と集団の混合などさまざまな方法で提供することができる．また，近年，筆記による曝露であるトラウマ筆記を含まない，認知課題のみの CPT–C も開発され，CPT と CPT–C の選択も可能になったことで，より一層広い患者層への対応が期待できる．さらに現在日本では若年層に向けた CPT の開発，アルコール使用障害が併発した PTSD 患者への CPT などを準備中である．CPT が今後の日本で PTSD への介入の一選択肢として発展することを心から願ってやまない．

文献

❶ Bisson JI, Roberts NP, Andrew M, et al. Psychological therapies for chronic post-traumatic stress disorder（PTSD）in adults. Cochrane Database Syst Rev. 2013; 12; Cd003388.

❷ Foa EB, Keane TM, Friedman MJ, et al. Effective treatments for PTSD, second edition: practice guidelines from the international society for traumatic stress studies. New York: Guilford Publications; 2008.

❸ Jonas DE, Cusack K, Forneris CA, et al. Comparative effectiveness of psychological treatments and pharmacological treatments for adults with posttraumatic stress disorder（PTSD）. Rockville: Agency for Healthcare Research and Quality（AHRQ）. Comparative Effectiveness Review. 2013; 92.

❹ Resick PA, Monson CM, Chard KM. Cognitive processing therapy for PTSD, a comprehensive manual. New York: The Guilford Press; 2017.

❺ American Psychiatric Association.（2013）Diagnostic and Statistical Manual of Mental Disorders fifth edition DSM-5.（高橋三郎，大野　裕，監訳．DSM-5 精神疾患の診断統計マニュアル．東京: 医学書院; 2014.）

❻ Resick PA, Schnicke MK. Cognitive processing therapy for rape victims: a treatment manual. Newbury Park: Sage; 1993.

❼ Resick PA, Nishith P, Weaver TL, et al.（2002）. A comparison of cognitive processing therapy, prolonged exposure and a waiting condition for the treatment of posttraumatic stress disorder in female rape victims. J Consult Clin Psychol. 2002: 70: 867–79.

❽ Chard KM. An evaluation of cognitive processing therapy for the treatment of posttraumatic stress disorder related to childhood sexual abuse. J Consult Clin Psychol. 2005; 73: 965–71.

❾ Monson CM, Schnurr PP, Resick PA, et al. Cognitive processing therapy for veterans with

JCOPY 498-22944

military-related posttraumatic stress disorder. J Consult Clin Psychol. 2006; 74: 898-907.

❿ Resick PA, Galvovski TA, Uhlmansiek MO, et al. A randomized clinical trial to dismantle components of cognitive processing therapy for post-traumatic stress disorder in victims of interpersonal violence. J Consult Clin Psychol. 2008; 76: 243-58.

⓫ Forbes D, Lloyd D, Nixon RD, et al. A multisite randomized controlled effectiveness trial of cognitive processing therapy for military-related posttraumatic stress disorder. J Anxiety Disord. 2012; 26: 442-52.

⓬ Galovski TE, Blain LM, Mott JM, et al. Manualized therapy for PTSD: flexing the structure of cognitive processing therapy. J Consult Clin Psychol. 2012; 80: 968-81.

⓭ Surís A, Link-Malcolm J, Chard K, et al. A randomized clinical trial of cognitive processing therapy for veterans with PTSD related to military sexual trauma. J Trauma Stress. 2013; 26: 28-37.

⓮ Jeffreys MD, Reinfeld C, Nair PV, et al. Evaluating treatment of posttraumatic stress disorder with cognitive processing therapy and prolonged exposure therapy in a VHA specialty clinic. J Anxiety Disord. 2014; 28: 108-14.

⓯ Resick PA, Suvak MK, Johnides BD, et al. The impact of dissociation on PTSD treatment with cognitive processing therapy. Depress Anxiety. 2012; 29: 718-30.

⓰ Nishith P, Nixon RD, Resick PA. Resolution of trauma-related guilt following treatment of PTSD in female rape victims: a result of cognitive processing therapy targeting comorbid depression? J Affect Disord. 2005; 86: 259-65.

⓱ Galovski TE, Monson C, Bruce SE, et al. Does cognitive-behavioral therapy for PTSD improve perceived health and sleep impairment? J Trauma Stress. 2009; 22: 197-204.

⓲ Gallagher MW, Resick PA. Mechanisms of change in cognitive processing therapy and prolonged exposure therapy for PTSD: preliminary evidence for the differential effects of hopelessness and habituation. Cognit Ther Res. 2012; 36: 10.

⓳ Rizvi SL, Vogt DS, Resick PA. Cognitive and affective predictors of treatment outcome in Cognitive Processing Therapy and Prolonged Exposure for posttraumatic stress disorder. Behav Res Ther. 2009; 47: 737-43.

⓴ Gradus JL, Suvak MK, Wisco BE, et al. Treatment of posttraumatic stress disorder reduces suicidal ideation. Depress Anxiety. 2013; 30: 1046-53.

㉑ Resick PA, Suvak MK, Wells SY. The impact of childhood abuse among women with assault-related PTSD receiving short-term cognitive-behavioral therapy. J Trauma Stress. 2014; 27: 558-67.

㉒ Lester K, Resick PA, Young-Xu Y, et al. Impact of race on early treatment termination and outcomes in posttraumatic stress disorder treatment. J Consult Clin Psychol. 2010; 78: 480-9.

㉓ 伊藤正哉, 樫村正美, 堀越 勝. こころを癒すノート: トラウマの認知処理療法自習帳. 大阪: 創元社; 2012.

㉔ パトリシア・A・リーシック, キャンディス・M・マンソン, キャスリーン・M・チャード. 伊藤正哉, 堀越 勝, 監修. トラウマへの認知処理療法: 治療者のための包括手引き. 大阪: 創元社; 2019.

〈堀越 勝　片柳章子〉

6 統合失調症

　統合失調症を抱える患者に対する治療の第一選択肢は，薬物療法であるが，リカバリーのためにはさらに各種の心理社会的介入が役立つ場合も多い．たとえば英国における統合失調症ガイドラインを見ると，2002年以来，最もエビデンスのある心理的介入として推奨されているのが，家族介入と認知行動療法（cognitive behavioral therapy for psychosis: 以下 CBTp）である[1][2]．CBTp は，従来，了解不能・訂正不能とされてきた妄想や，薬物療法によっても消退しない幻聴に対して，効果量にして低〜中等度の改善効果があることが研究によって示されてきた[3][4]．

　低〜中等度の効果量は，不安症やうつ病に対する認知行動療法の高い効果量に比べるとはるか及ばない．その意味では，今後のさらなる開発・進展が望まれる領域ではある．しかしながら，低〜中等度とはいえ，エビデンスが存在すること，調査では CBTp を受けた患者の9割以上が満足を表明しているにもかかわらず[5]，CBTp の臨床研究が最も充実している英国ですら，患者への提供率の低さが問題になっている[6]．

　本邦においては，CBTp の主要テキストが既に複数翻訳され，研修機会や事例報告，臨床研究が増えてきている中で，普及とまではいかないながら，実践が確実な広がりを見せつつある．本稿では，CBTp について，まず，見立て（事例定式化）のために必要な幻聴・妄想の認知モデルを紹介し，治療のプロセスと各種介入技法について概説する．その際，一事例あたりに使う介入方法は限られているため，介入技法の説明中に，適宜，短い具体例をシートとともに呈示することで，流れを描き出したい．なお，シート類の多くは，「精神病かな？と思ったときに読む本」（星和書店 2012）[7]からの転用または改変したものである．

　なお，近年では，従来型の認知行動療法の特徴である「認知行動モデルの共有」や「セッション構造化」があまり前面に出ないタイプの認知行動療法（たとえば Recovery-Oriented Cognitive Therapy for Serious Mental Health

JCOPY 498-22944

Conditions[9]）の有効性も示されているが，本稿では，よりオーソドックスな
CBTp を紹介させていただく．

幻聴・妄想の認知モデル

　精神病の認知モデルとしては，いくつかの知られたモデルが存在する．精
神病症状の形成・維持に関わる認知的・感情的要因を重視するモデルもあれ
ば，声（幻聴）に対する信念およびその信念から生じる服従などの機能不全
行動を強調しているモデルや，状況に対する苦痛な解釈の内容を焦点にする
モデルもあるなど，それぞれ重視している要素が異なる．以下では，各種モ
デルの要素を抽出したかたちで筆者がCBTpを実施する際に，治療を計画し，
適宜，患者本人に何が起きているかを説明するために用いている幻覚妄想の
認知モデルを紹介する．

　まず，前提となるのが，事例定式化の基本となる ABC モデルである．引き
金となる「A: 出来事」に対して，どのような「B: 信念・認知」をもつかに
よって，「C: 結果」つまり感情や行動や生理学的状態が変わるというモデル
である（☞図1 に患者に提示する図版の例をあげた．一緒に記入しながら説
明する）．ABC モデルによれば，最初の引き金（A）は一緒でも，その後の結
果（感情や行動）（C）が異なるのは，出来事に対する信念・思考（B）が異
なるからである．ということは，考え方（B）を変えれば気持ちを楽にする
ことができるということになる．

　この同じ ABC モデルで，幻覚妄想の心理学的モデルも説明することができ
る☞図2．統合失調症になるとき，最初に生じるのは脳内の精神病性変化で
ある．疾病教育で「ドーパミン仮説」について説明された患者もいたりする．
しかし，日々の生活の中で「あ，今，脳の中でドーパミンがたくさん出た！」
などと自覚する者はおらず，最初に異変に気づくのは，「それまでに経験のな
い，ある種の気分や知覚」（例: テレビで自分の悪口を言っているのが聞こえ
る，不吉な予感がする，身体がしびれる）が生じるときである．これが，「異
常知覚体験」であり，ABC モデルの「A: 出来事」に相当する．人は慣れない
体験をするとその意味を考えるものである．まずは，自分の過去の経験の中
から，その時の体験や気分にぴったりくる解釈を探す．自分の経験範囲にな
ければ，テレビでみた内容，本で読んだこと，聞いた話などの中から合いそ
うな解釈を探すことになる．統合失調症では，外的帰属バイアスがあるため，

感情や行動を生み出しているのは？
体験の分析法：ABCモデル

・問題となる反応（感情や行動）が起こる場合，それは出来事が引き起こしたのではない。出来事に対する信念・思考が感情や行動を引き起こしている。

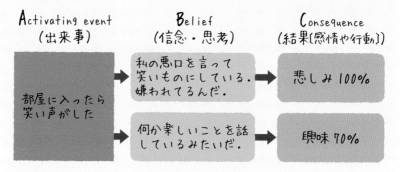

◆考え方しだいで，気持ちが変わる！　1つの結論に飛びつかずに情報を集めよう。

図1 ABC モデルの説明用紙の例

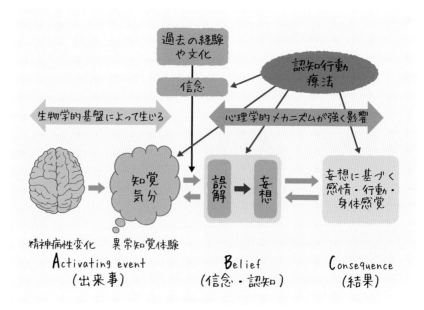

図2 ABC モデルに基づく幻覚・妄想の仕組み図

JCOPY 498-22944

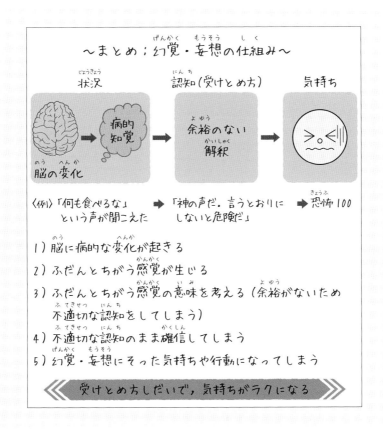

〜まとめ：幻覚・妄想の仕組み〜

状況 　　　　　　認知（受けとめ方）　　　　気持ち

脳の変化 → 病的知覚 → 余裕のない解釈 → >o<

〈例〉「何も食べるな」
という声が聞こえた → 「神の声だ．言うとおりに
しないと危険だ」 → 恐怖100

1）脳に病的な変化が起きる
2）ふだんとちがう感覚が生じる
3）ふだんとちがう感覚の意味を考える（余裕がないため不適切な認知をしてしまう）
4）不適切な認知のまま確信してしまう
5）幻覚・妄想にそった気持ちや行動になってしまう

《《 受けとめしだいで，気持ちがラクになる 》》

図3 幻覚・妄想の認知モデル（患者説明シート例）

ネガティブな出来事に対しては，「誰かが，意図的に，自分に対して行った」という解釈が起こりやすい．さらに，結論への飛躍バイアスがあるために，充分な情報を集める前に直感的にわいた解釈を，確信しやすくなる．この時の解釈が誤っていても，文化的に逸脱していても，引き続きその解釈に合いそうな特定の情報への選択的注目が起こり，反証を無視したり軽視したりする確証バイアスも働くため，当初の解釈の確信がさらに高まり，訂正困難な「妄想」になっていく（ABCモデルの「B: 信念・認知」）．その結果，妄想に従った感情・行動・生理学的状態（ABCモデルの「C: 結果」）に至るのである．患者用の説明シートの例を 図3 に示した．
　つまり，脳内変化から異常知覚体験までは生物学的基盤によって生じ，

誤った解釈に飛びついてから確信を高めていく過程には通常の心理学的メカニズムが強く働いているといえる．そこで，生物学的基盤には薬物療法や修正型電気痙攣療法によって対応し，誤った解釈にとびついて以降の部分については，認知行動療法で対応することになる．なお，異常知覚体験については，他の体験と識別して自覚できる場合には，対処方略増強法という認知行動療法のアプローチ❽を使用することができる．この概念化は，生物学的治療を前提としており，その意味で医療の中で実施するCBTp向けに構成されている．多職種チームで介入する場合に，矛盾するメッセージが患者に伝わらないようにするためである．

　この概念図は，患者の状態像に応じて説明することもあるが，治療者が，その時点でどの要素に介入するかを計画するために使用するにとどめることもある．急性期には生物学的治療が優先され，回復期に入って，苦痛や症状発現の前後の話をすることができる状態になれば，病識がなくとも，異常知覚体験に対する対処方略までは，取り組むことができる．対処法によって症状を短期的にでも自分で軽減させることができるようになれば，その体験自体が自己効力感を高め，幻聴や妄想の内容を検証したり，修正したりする下準備にもなる．短期的な対処はある程度できていても苦痛が強く，信念・思考について思考する（自分が何を考えているかについて考える）ことができるなら，最初から，出来事についての認知を扱ったほうがよいことが多い．

CBTp の一般原則と治療構造

　CBTp の基本原則は，他の疾患の認知療法の原則と変わらない．疾患ごとの認知モデルに基づくこと; 良好な治療関係を基盤とすること; 問題を扱うこと; 時間制限があること（例: 全16回会う，など）; 構造化されていること; 指示的であること; 心理教育を含み; 誘導的発見と協働的実証主義をとること，である．

　全体的な治療の流れも，他の認知行動療法と大きく変わるものではない: a）関係構築・アセスメントがあり，b）問題リストとゴール設定，c）認知モデルに慣れること，d）扱う問題の事例定式化，e）症状に焦点づけされた介入，f）スキーマに焦点をあてた介入，g）再発予防，である．

　セッション構造も，認知療法の原則にのっとっている．アセスメントの振り返り，前回セッションについてのフィードバックを得る，アジェンダ設定，

JCOPY 498-22944

（アジェンダに含めた）その日の内容，ホームワーク設定，セッションのフィードバックを得る，ということになる．

　各セッション時間は，患者の状態に応じて変わってくる．集中力や緊張の状態に応じて 15 分程度のこともあれば，50 分ということもある．統合失調症の患者の場合，認知機能障害の影響で内容を忘れやすいこともあるので，1 回ごとの面接は短くとも頻度を上げたり，面接ごとのまとめを渡したり，本人にメモしてもらったりする．

　具体的な介入は，事例定式化に基づいて行う．この時に使用するのが認知モデルである．認知モデルの利点は，「なぜつらいのか」に対して，「症状だから」とは異なる説明（考え方がつらさをひき起こしている）を与えてくれることにある．その結果，「症状なのか，違うのか」という対立を迂回することができる．

介入方法

▶関係構築・アセスメント・問題リストとゴール設定

　「関係構築・アセスメント」と「問題リストとゴール設定」は別々に説明されることも多いが，実際にはほぼ同時に進む．

　CBTp では，本人の困っていることに焦点をあてる．陽性症状が強い統合失調症の患者であっても，困っているのが症状とは限らない．「薬が増えると嫌だ」などの理由から，当初は症状について話したがらない者もいる．本人の困っていることをリストにするところから始めると，関係構築になり，かつ，アセスメントもしやすい．

　問題リストをゴールに変換する時は，以下の S. M. A. R. T を満たすように行う❾．それぞれのアルファベットがどの言葉の頭文字になっているかについては，いくつかのバージョンがある．

Specific	具体的（Small〔小さく〕を使う場合もある）
Measurable	測定可能
Achievable	達成可能（Action-oriented〔行動で表せる〕を使う場合もある）
Relevant	関連性（Realistic〔現実的な〕を使う場合もある）
Time Specific	期間設定（Time-limited〔時間制限を設ける〕を使う場合もある）

状況（その時していたこと）	声は聞こえましたか？	声はなんと言いましたか？	声の大きさ（1～10）
活動をここに書きましょう	その時，声は聞こえましたか？はい／いいえ	声が言ったことを可能な限りそのまま書きましょう（どんなに奇妙でも，ひどくてもかまいません）	1（とても静かな声）～10（大声で怒鳴る）
朝	はい	ああだ，こうだ，そらみみ	4
部屋を片付けていた	はい	ホロ　あれも良い，これも良い	4
昼食	はい	ゆっくり食べろよ．太るぞ．	4
薬を飲む	はい	良く出来ている	4
夜，疲れてきたとき	はい	ゆっくりしてろ．休め．それだけの事して，不謹慎だぞ．	ワイパックス飲んだら2になった
寝る前	はい	静かになり．昼夜逆転にならない	4
全体的な感想	アドバイス 7 割，嫌がらせ 3 割．意味のわからない言葉もあった．薬が強いので，幻聴より空耳に近いが，ちょっと落ち着かない．次，何を言われるのかなと思う．		

図4 幻聴日誌の例

　問題リストとゴールが設定されたら，事例定式化のための情報収集として，困っていることのモニタリングをしてもらったりする．幻聴日誌はその一例である 図4．

　本人が抱える問題のより詳細な事例定式化のために，過去の情報を知りたい場合がある．時間があったり，アセスメント枠と介入枠が明確に分かれていたりする場合は生育歴を丁寧に聞いてもよいだろう．しかし，認知行動療法が基本的に現在志向であることを維持するためには，過去のアセスメントをするときは長時間にならないほうが望ましい．筆者が過去情報をとる時によく使うのが，ライフラインである 図5．人生の中で最もつらかった出来事を 3 つ（統合失調症の患者以外では 5～10 聞くこともある）と，最も幸せだった出来事を 3 つ程度あげてもらったあとに，それが含まれるように生まれてからこれまでの人生の主観的体験ラインを描いてもらう．その上で，目立った凸凹について，情報の深掘りにならないように尋ねておくことで，トラウマ体験，発症・再発の経緯など，事例定式化や再発予防時に有用な大ま

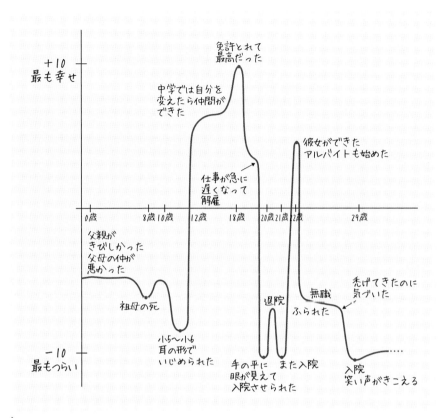

図5 ライフラインの例

かな情報が得られる．介入に入った後で，トラウマ処理などが必要になった場合には，戻って詳細を尋ねることもあるが，そうでなければ，最初の時点では，本人が話したい以上の詳細は尋ねないことが多い．ただし，この人生グラムは，患者の診断が双極性障害の時や，統合失調感情障害の時は使用を差し控える．後に躁とうつの波のグラフを描いてもらう作業と区別がつきにくく，混乱のもとになるからである（躁状態が必ずしも幸せとは限らず，怒りなどのネガティブな感情に満ちていることもあり，その場合，「幸せ」，「つらい」の軸を使えないため）．

▶認知モデルに慣れること

ABC モデルを説明し，必要があれば，幻覚・妄想についても認知モデルで

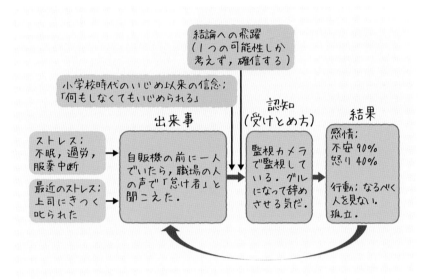

図6 事例定式化の例

説明する．自分の体験を症状だと思っていない場合は，ABC モデルの説明に
とどめる．この部分は，どの事例でも共通することが多いので，用紙を準備
しておくとやりやすい 図1,3.

▶扱う問題の事例定式化

　CBTp に限らないが，事例定式化は，そのまとめ方に多様性がある．筆者
の場合は，認知モデルに馴染んでもらうときに使った ABC をそのまま使って
本人の語る問題を整理し，適宜，影響を与える要因（例: 過去のいじめ）を書
き加える方法をとることが多い．事例定式化は一度で終わるものではなく，
面接経過の中で新たに発見した内容を追加していく 図6 [10].

▶介入

　CBTp で使用される介入方法は，不安症やうつ病に対する認知行動療法と
重複するが，統合失調症の特性に配慮した実施の仕方を工夫する．以下には，
CBTp で比較的よく使われる介入方法を説明し，記入の具体例を適宜あげた．

JCOPY 498-22944

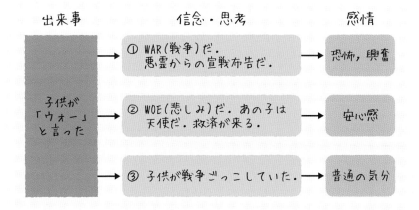

図7 認知再構成の例

解説: 30歳代, 男性. 妄想型統合失調症. 当初は, 世間に悪霊が紛れ込み, 自分と家族を攻撃しようとしていると確信していた. 最初の頃は, 多くの出来事が悪霊に原因帰属されていたが, 上記の段階では, 最終的に「③の可能性が高い」と選択するようになった.

● 状況や声に対する解釈の認知再構成

声の正体を神であると解釈したり, 駐車中の車を見て「秘密結社に狙われている」と解釈したりして確信することが, 苦痛や妄想につながる. 病識がない場合は特に, 確信している思考に対して, より適応的な認知に置き換えようとすると, 抵抗にあいやすく, 妄想確信度を高めかねない. そこで,「何が起こっているのかを詳しく検討しよう」ということで, 描いた「A: 出来事―B: 信念・思考―C: 結果(感情や行動)」のBに注目して, なるべく多くの説明を考えてもらう. そして, 可能であれば, 説明それぞれに確信度(0~100%)をつけてもらう. 目的は, 自分の考えた説明(妄想)は1つの仮説にすぎないという見方を持ってもらうことにある. まずは, 複数の説明を考えること(多重見当識とよばれることもある)を目指す 図7. 抵抗がなさそうであれば, それぞれの説明の証拠調べ(後述)を行い, その上で, 確信度を確認し直す. どれを最も確信していようと, 修正しようとはせず, 考えを無理矢理変えさせられるわけではないことについて安心してもらうこともある. それでも複数解釈を繰り返しているうちに, 妥当な解釈を選択するようになってくる患者は多い. というのも妄想形成の原因の1つは, 1つしか解釈が思い浮かばずにそれを確信してしまうことにあるからである.

他の説明が最初は何も浮かばない患者は多い．そのためにはソクラテス的問答を駆使し，治療者側が心折れないことが大事である．独特な説明（例: 悪魔の代わりに，地縛霊，宇宙生命体，先祖，FBI）も複数の説明をあげられたということで歓迎し，ノーマライジング情報を提供したり，原因帰属の3種類（自分，他人，状況・偶然）を心理教育したりしてから再度挑戦したりする．

●心理教育

　ここでいう心理教育は，いわゆる疾病教育というよりも，通常の心の動きについての情報提供をさす．CBTp において，重要視されているのが「ノーマライジング」である．特定のストレッサーを経験すると，幻覚などの精神病症状／精神病様症状は誰でも経験しうることの情報提供をする．死別の後に幻聴や幻視を経験する高齢者は8割にもなるという調査があることや，捕虜体験，不眠，感覚遮断，拘禁などで幻聴を誘発しうることなどである．大学生の約3割が幻聴体験を報告したという調査もある[11]．こうしたノーマライジング情報は，体験の脱破局視効果をもつと言われている．解釈に第3の道が開けると言ってもよいかもしれない．たとえば，声の意味について，「『ヤクザが遠隔操作で話しかけてきた』か『自分の頭がおかしくなった』」と考えたりして，いわゆる，BAD（ひどいことが起きている）か MAD（自分が狂っている）の選択肢しかないところに，「ストレスが大きくなりすぎて普通

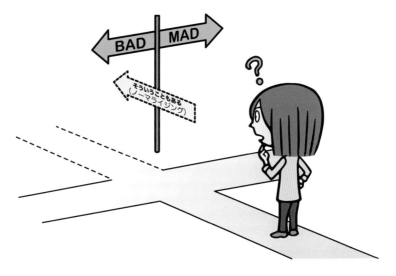

JCOPY 498-22944

思考: 子供時代，Xに誘拐された	確信度: 100%　気分: 怒り（100%）
思考を支持する証拠	思考を支持しない証拠
20年前，Xに配送会社に連れて行かれた記憶が浮かんでくる.	今のXの顔と，記憶の中のXの顔は同じだ. 歳をとっていないのはおかしい.
誘拐されて，トラックの助手席に乗せられた記憶がある.	パン屋の配送アルバイトをしていた時にトラックの助手席から見えた光景と全く同じ. その記憶がまざってしまったのか.
高校時代，Xの勤務する配送会社のタンクにライターで火をつけて爆発させた記憶がある.	夢だったかも. 翌日，そのことを友達に聞いたら，そんな事件はなく，「普通に学校にいただろ」と言われた.
	爆発の近くにいたのにやけどしていない
今はどのくらいその思考を信じてますか？　確信度 4% 今はどのような気分ですか？　よく分からない気分 20〜30% その時の思考は事実でしたか？　事実ではない. 何度も出てきたので錯覚した.	

図8　証拠調べの例
解説: 30歳代男性，妄想型統合失調症. 知人Xに，20年前に誘拐されたと確信していたが記憶の中のXの顔が歳をとっていないことに気づき，自分の記憶の正確性に疑問を持つことができた.

ではない体験が生じてしまった. そういうことは結構あるらしい」の第3の解釈の道が開けるのである.

　誰にでも起こりがちな思考のエラーということで，いわゆる非適応的な思考の種類について心理教育することも役に立つ. 自己関連づけ，過度の一般化，結論への飛躍，感情的決めつけ，白黒思考などがあてはまることが多い. 認知機能が低下している状態の時は，多くの種類を紹介すると活用しにくいため，本人にあてはまる内容を絞って紹介するとよいだろう.

● 証拠調べ

　声や状況に対して可能性のある説明を複数あげることができたら，それぞれを支持する証拠と支持しない証拠をさがす「証拠調べ」を行う. 全ての説明に対して行うこともできるが，認知的な作業に疲弊する患者も少なくないため，特に本人が苦痛を感じている内容に焦点を当てて行うことが効果的である. この作業を通して，それまで意識していなかった反証が見つかると確信度と苦痛を下げることにつながる　図8. 本人が自分で見つけた反証の効

果が最も大きいのは言うまでもない．過去の出来事についての思考を扱う場合は，治療者側である程度の反証に気づいた段階で導入し，思い出せるようソクラテス的質問をすると円滑に進みやすい．1つ思い出すと，他のも思い出しやすくなるようである．現在進行形の声の内容（例: お前は不潔だ）を扱う場合は，日々の中であてはまらない出来事（例: 毎日風呂に入っている）に気づいたときにメモしておいてもらい，少しずつ完成させていくこともできる．

●行動実験

　特定の信念の信憑性を検証してもらうために，行動実験を組むことがある．苦痛な幻聴や妄想がある場合，何か破局的な結果が起こることを恐れて，儀式的な行動や回避行動をとっており，それが生活の質を下げている患者もいるからである．

　ある患者は，「自分が修行をしない限り，大災害が起こる」と信じていたため，雨が降ればベランダに出て，雨に打たれたりして，経を唱えていた．本当は滝に打たれるのが一番効果的だが，滝に通う金銭的余裕がないため，雨を活用していたという．入院中は冬でも水のシャワーを浴びていた．大災害は起こらなかったため，修行をしないと大災害が起こるという信念の確信度は高く保たれ，緊張感をもたらしていた．本人の意図では対処である行動が，結果的に非合理的な信念の確信度を高く保つ安全行動として機能している例である．この患者の場合，敬うべき祖母と喧嘩した直後に大震災が起こったことがその信念の起源にあったことがわかり，出来事同士の時間的近接性が確信度に影響していた．このことをノーマライジングするとともに，証拠調べ（前述）を行い，入院時の大騒動で経を読むどころでなかった数日間にも大災害が起こらなかったことなどの反証を共有しているうちに確信度が若干下がり，経を読むのをサボって様子をみるという行動実験を少しずつ何回か行った結果，「経を読まなくても大丈夫」と思うようになった．ただし，この事例では，完全に確信度が下がったというよりは，「もう充分な修行をしたからかもしれない」という本人なりの解釈も加わったため，同様の行動実験が必要なときが将来的にもあるかもしれない．

　行動実験に使うフォーム例を示した🈯図9．こうしたシートは，本来，先に記入するものであるが，たまたま行って行動実験になった出来事（儀式行動を忘れたが破局的結末が起こらなかった時）が偶然あった機会をとらえて，

検証する思考	修行をしない限り，大災害が起こる	いつもの安全行動	水にうたれて経を読む
確信度 (0〜100%)	実験前 70% → 実験後 30%		

考えを検証する実験	起こりそうな問題	問題への対処戦略	期待される結果	実際の結果	かわりの思考
1日だけ経をあげないですごす.	心配で耐えられなくなる.	誰かに話を聞いてもらう. 1日たったら経を唱えてよい.	1週間以内に大災害が日本で起こる.	1週間以内に大災害は起こらなかった.	時々経を唱えなくても大丈夫.

図9 行動実験シートの例

「どういうことだか，よく考えて整理してみませんか」と誘って完成させ，その後に使う資料として残すこともできる.

　行動実験を行う時は，どうすれば検証できるかの方法を，本人が案出できるようにソクラテス的にやりとりすることが重要である. スタッフ側から「……すれば確認できるはず」と伝えられ，渋々やってみる，という構造になってしまうと，妄想が余計に体系化する原因になったりするので要注意である（例: スタッフ;「幻聴が本当の音かどうかは録音すればわかる」→ 結果; 何も録音されていなかった → 本人;「自分にだけ聞こえるような特殊技術が使われている！」）.

● **対処方略の増強**

　対処方略増強法とは本人の対処スキルを系統的に増強する方法である. **図10** には，幻聴への対処法のリストの例を示した. 本人が既にやっている工夫だけでなく，他の人が行って有効だったものなどを試す. しかし，頭では理解しても，生活の中で幻聴が聞こえてから対処法をやってみようと思うまでが一つのハードルであるため，切り替えを面接内で練習したりする.

　対処法の内容は，必ずしも合理的でなくてもよく，ある患者は，体内から複数の幻聴が聞こえてきてつらくなった時は，横になり，火山からの溶岩が全身を満たしていくイメージをありありと浮かべると，声たちが燃えて消えていき，楽になることを発見した. 横になって力を抜き，身体が温かくなる

好きな音楽を聴く	身体を動かす
歌う（カラオケ，ハミング）	数をかぞえてみる
誰かと雑談する	「声は何もできない」カードを見る
のどを手で押さえてみる	幻聴に「静かにして」と頼む
アロマをたく	幻聴に「後にして」と頼む
風呂に入る	深呼吸する
耳栓をする	リラックスできるイメージを思い浮かべる
頓服をのむ	病院に電話して相談する

図10 幻聴への対処法のリスト例

イメージを得られたことで，気分をリラックスさせる効果もあったと思われる．この方法は，外出時などは実行できないが，「あとで○○すれば大丈夫になる」という方法を自分で見つけられたことの影響は大きく，他の方法も工夫しているうちに，声たち（本人は幻聴であることを否定した）に振り回されることが減り，結果的に声の数も減ることとなった．

　こういった対処法の効果は一時的なことのほうがむしろ多いが，自発的に意図的に症状を軽減できるという経験が自己効力感を高め，幻聴に対する恐怖を減らしたり，妄想の確信度が下がることにつながったりする．

▶スキーマに焦点づけした介入

　幻聴の内容についての解釈を扱う方法については前述したが，幻聴の内容の信憑性を下げることも，その影響力を下げる方法の1つである．幻聴の内容は，本人の過去の体験や，中核信念を反映していることも多い．その場合は，スキーマを扱う認知行動療法[12]を援用することが可能である．

　① 連続帯法とは，たとえば「おまえは邪悪な人間だ」というような幻聴内容やそれを受けて本人が持っている信念に対し，邪悪度0%〜邪悪度100%までのビジュアル・アナログ・スケールを描き，歴史上の人物や報道で知った人物が何%に相当するかをプロットしていき，最後に自分がどこに位置するかを書き込む方法である　**図11**．書き込んでみたら，自分は，思ったほど○○でないことに気がつく，という結果になることが多い．これをきっかけに，幻聴の言っている内容の信憑性・妥当性への確信が下がることがある．

JCOPY 498-22944

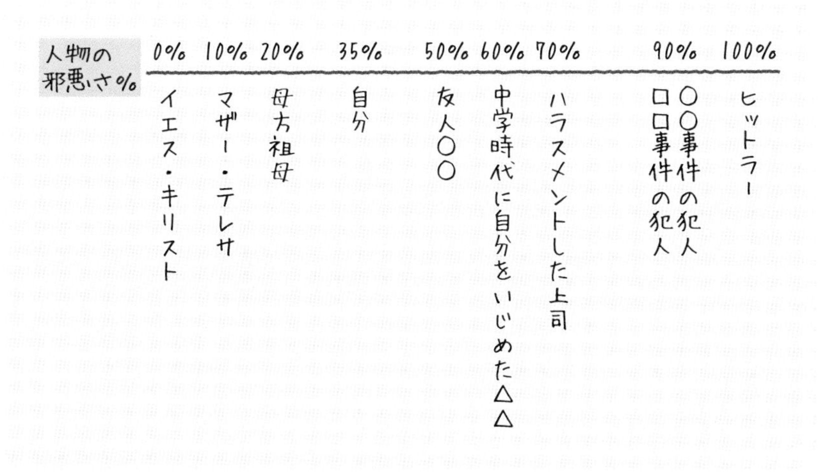

人物の邪悪さ%

0%	10%	20%	35%	50%	60%	70%	90%	100%
イエス・キリスト	マザー・テレサ	母方祖母	自分	友人〇〇	中学時代に自分をいじめた△△	ハラスメントした上司	〇〇事件の犯人 口口事件の犯人	ヒットラー

図11 連続帯法の例

② サーベイ法とは, 本人の信念への反証として, 他の人の意見を幅広く集めることが有効な場合に行う. 統合失調症の患者では, 結論への飛躍バイアス⓭があるため情報収集しないで確信を深める傾向があるが, これを改善するためにも有効である. 社交恐怖が背景にあって相談行動が抑えられている場合にも, ホームワークのもとで目的を持ってインタビューすることにより, 対人接触機会を増加させることができる.「子ども時代に盗みを働いたことがありますか?」や「本人のいないところで悪口を言ったことがありますか?」など多様な内容に使える.

　ある女性が, 声が聞こえるのは, 子ども時代にテントウムシを殺してしまったことが発端だと信じていることが明らかになった. 足の裏にプチッという感触があり, 見たら幸運の象徴のテントウムシ (とおぼしき虫) がつぶれていたのだ. 服薬しても声が聞こえるのは, 呪いだからだという. 虫を殺すことはどのくらい悪いことなのかのあたりをつけるため, 身近な人に「虫を殺したことがありますか」と尋ねることにした. 本人が家族を含めた3人, 治療者がスタッフ7人に聞いた. 女性の予想では殺したことがある人は1人くらいで, それは害虫だろうという. 結果は「全員が虫を殺したことがある」というものだった. 殺された虫は害虫だけでなく, トンボやカタツムリ, 蝶など多岐にわたった. 虫ではなく, うっかりと蛙を踏んで殺してしまった体験を話してくれた人もい

た．テントウムシには益虫だけでなく害虫がいることもわかった．サーベイの結果，テントウムシの死は残念なこととはいえ，呪われるほどひどいことではないかもしれないという結論になった．

③ ポジティブデータ日記法とは，現在の苦しいスキーマ（例: 私は邪悪だ）の代わりにどのように自分のことを思いたいか（例:「邪悪だ」の代わりに「自分なりに頑張っている」）を明らかにして，これにあてはまる自分の行動を書いてきてもらうことである．朝起きられたこと，母親の代わりに洗濯や買い物をしたことなど，「自分なりに頑張っている」証拠が集まってきたら，そのことについて自分をねぎらうように語りかけてもらうと，その時の口調でどの程度，確信できているかがうかがえる．言葉が褒めていても，口調が見下している様子の時は，思いやりのある言い方で言い直してもらったりする．

▶再発予防

再発予防計画（クライシス・プランと呼ぶこともある）をたてることは，それまでのセッションの振り返りにもなるため，治療の最後には可能なら入れておきたい部分である．再発の時は，署名のようにその人独自の似たようなパターンをたどりやすいことが知られている[14]．そこで，前回の再発または発症エピソードを，大体 2 カ月くらい前からたどり，どのような状態変化があったのかを時系列にたどって明らかにしていく．本人が気がつきやすいのは，不眠などの身体化症状であるが，家族などの話からはその前から「入浴中のひとり言が増える」などの注意サインが見えている場合もあるため，関係者で情報を集約する．

最終的な再発防止計画のまとめ方にはさまざまな方法があるが，たとえば，信号になぞらえて「青信号: 普段の調子でストレスがかかったときのサイン」「黄信号: 病気のぶり返しが疑われるサイン」「赤信号: 再発が疑われるサイン」などの 3 段階に分けて対処法を決め，本人，家族，医療関係者で合意する．

なお，再発防止計画のネーミングは，「良い状態を維持するために」，「元気生活プラン」など，より前向きなほうが好ましいかもしれない 🎨図 12．再発防止というと，再発があたかも失敗であるかのように受け取られかねないからである．再発が起こった場合に，「再発防止計画が役に立たなかった」とするのは白黒思考である．薬を飲んでいても，学んだ認知行動スキルを駆使

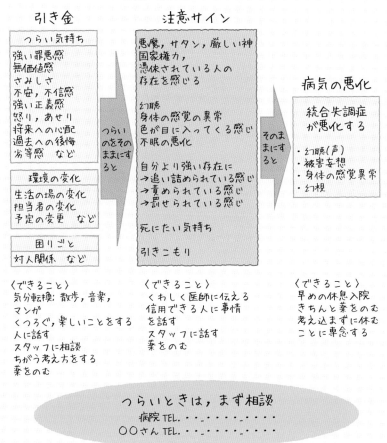

図12 再発防止計画の例

しても，再発が起こることはある．しかし，何回も強制入院になっていた患者が，自ら不調を申し出て任意入院することが可能になったとすれば，再発を軽くできたとみなすことができる．新たな再発があっても，その経過で得られたより多くの情報をもとに，その後の再発防止計画を洗練させ，実効性を高めればよいのである．

再発予防計画の作成は，治療終結の時でもある．実行可能性を高めるために，発表会のようにして両親や関係者に内容を説明してもらい，関係者でそれまでの取り組みをねぎらい，何かあれば力になることを確認し合って終わるのも1つやり方である．

おわりに

　本稿では，幻覚・妄想に関連する部分への対応法に焦点をあてた認知行動療法を，シート類などを呈示しながら概説した．

　セッションごとのマニュアル化が進んでいないため，トレーニングが困難であると誤解されているが，各種認知行動療法を，統合失調症の特性にあわせていかに適用するかの配慮が問われる以外，介入方法は，基本的に不安症やうつ病の認知行動療法と同じである．

　諸外国の調査でも示されているように，統合失調症患者による心理療法の潜在的ニーズは高い．筆者の経験では，統合失調症の認知行動療法の終了時に患者から出てくる感想で一番多いのは，「聞いてもらえてよかった」である．エビデンスのある対話療法として，CBTp のさらなる普及が望まれる．

謝辞　本稿作成にあたり，事例としての掲載に同意してくださった患者様方に深く感謝いたします．個人情報にあたる表現や，読者にわかりにくい表現などを一部，削除したり，表現を変えさせていただきました．

文献

❶ National Institute for Clinical Excellence. Schizophrenia: core interventions in the treatment and management of schizophrenia in primary and secondary care.UK: National Institute for Health and Clinical Excellence. 2003.
❷ National Institute for Health and Clinical Excellence. Psychosis and schizophrenia in adults: prevention and management.UK: National Institute for Health and Clinical Excellence. 2014.
❸ Bighelli I, Salanti G, Huhn M, et al. Psychological interventions to reduce positive symptoms in schizophrenia: systematic review and network meta-analysis. World Psychiatry. 2018; 17: 316-29.
❹ Turner DT, Burger S, Smit F, et al. What constitutes sufficient evidence for case formulation-driven CBT for psychosis? Cumulative meta-analysis of the effect on hallucinations and delusions. Schizophr Bull. 2020; 46: 1072-85.
❺ Lawlor C, Sharma B, Khondoker M, et al. Service user satisfaction with cognitive behavioural therapy for psychosis: Associations with therapy outcomes and perceptions of the therapist. Br J Clin Psychol. 2017; 56: 84-102.
❻ The Schizophrenia Commission.The abandoned illness: a report from the Schizophrenia

Commission. London: Rethink Mental Illness; 2012.

❼ アンソニー・P・モリソン，ジュリア・C・レントン，ポール・フレンチ，他．菊池安希子，佐藤美奈子，訳．精神病かな？と思ったときに読む本: 認知行動療法リソース・ブック．東京: 星和書店; 2012.

❽ Beck AT, Grant P, Inverso E, et al. Recovery-oriented cognitive therapy for serious mental health conditions. New York: Guilford Publications; 2020.

❾ 菊池安希子．ゴール設定「できたらいいな」を現実に．カウンセリングテクニック入門／プロカウンセラーの技法．臨床心理学．2015; 増刊 7: 96-101.

❿ 菊池安希子．協働する見立て: ケース・フォーミューレーション．ブリーフサイコセラピー研究．2009; 18: 89-101.

⓫ デイヴィッド・G，キングドンダグラス・ターキングトン，著．原田誠一，訳．統合失調症の認知行動療法．東京: 日本評論社; 2002.

⓬ Padesky CA.Schema change processes in cognitive therapy.Clin Psychology Psychother.1994; 1: 267-78.

⓭ Garety PA, Freeman D. Cognitive approaches to delusions: a critical review of theories and evidence. Br J Clin Psychol. 1999; 3: 113-54.

⓮ Birchwood M.Early intervention in psychotic relapse: Cognitive approaches to detection and management.Behaviour Change.1995; 12: 2-19.

〈菊池安希子〉

7　依存症

　依存症は，精神科医療のなかでも少し変わった位置にある疾患といえるかもしれない．これは病気なのか，それとも生活習慣なのか，あるいは性格の問題なのか，家族の問題なのか，専門家のなかにおいても迷うことがあるかもしれない．また依存症は病気などではなく，取り締まり対象となる犯罪だと忌避的感情をもつ者もあるかもしれない．しかし依存症とは紛れもなく，治療を必要とする慢性疾患なのである．

　こうした誤解あるいは偏見にさらされがちな依存症に対して，近年その治療方法に変化・広がりがみられるようになってきた．まずは 📖 図1 をご覧頂きたい．

　この図は飲酒量が増えるに従い，乱用から依存症へと重症化していく概念図であるが，覚せい剤などの薬物使用であっても耐性が生じる過程として同じようなスペクトラムを示し，ひとたび頂点部分の「依存症」となると，その治療には多くの困難を伴う．

　長くわが国の医療機関で行われてきた依存症治療は，このスペクトラムの頂点部分となった「依存症」の患者に対する，解毒と身体回復を中心としたものであり，その治療期間は数週間から3カ月以内と短い．しかし依存症とは慢性疾患であり，アルコールであれ薬物であれ，一時的に解毒と身体回復が成功しても「依存してしまう」という心の問題そのものは短い治療期間では回復しきらず，また効果的にこの心の問題にアプローチできるプログラムもなかったために，患者の多くは再発を繰り返してしまっていた．

　さらに問題を深刻化させるのは，スペクトラム頂点部分の依存症にまで悪化してしまった多くの患者は「底つき」とよばれる深刻な状態となっており，身体的にも経済的にも悲惨な現実に直面化することに伴い，治療からの脱落，さらなる悪化，場合によっては自死という最悪の結果が生じることも多くあった．そのため，依存症は「進行性で致死的な慢性疾患」ともよばれている❷．

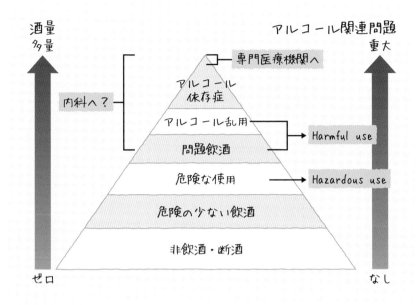

図1 アルコール使用障害スペクトラム
(武藤岳夫, 他. 日本アルコール・薬物医学会雑誌. 2013; 48: 47-57[1]より)

　こうした特徴をもつ依存症に対し, 長く行われてきた治療方法は1950年代以降, ヘロイン乱用などで苦しむ米国で取り組まれていた治療モデルで, 「底つき」をしてボロボロになった患者に対し, 自分の現状を「直面化」することによって治療の動機づけとし, まずは入院をさせ解毒と身体回復を行う. そして「依存する」という心の問題に対しては, 徹底的に本人の「エゴ」を自覚させ, 性根を叩き直すか, あるいは患者が自覚できるまで閉鎖病棟にて放っておくといった非常に対立的でハードなプログラムが用いられていた.

　わが国における従来型の入院治療プログラムも, 基本的にはこの米国の治療プログラムをモデルとしたもので, 否認や抵抗と闘い, 患者が陥っている悲惨な状況を直面化させることで動機づけするというプログラムであった.

　しかし, こうしたプログラムはハードなうえに, 苦労やリスクを伴う割に完全断酒断薬率は2割に届かず, 多くの患者が再使用, プログラム中断, あるいは自死に向かい, 患者にとっても治療者にとっても, 決して「良い治療方法」とよべるものではなかった[3].

　また後述するが, アルコールやヘロインといった中枢抑制物質と, 覚せい

剤やコカインといった中枢刺激薬の薬理作用の相違，そして，そのことに由来する依存症患者の臨床的特徴の相違を理解せずに画一的な治療プログラムを用いても，その効果はきわめて乏しくなる．

こうしたなかで 1980 年頃から米国において，この「否認や抵抗」「依存する」という心の問題に対処する治療プログラムとして，認知行動療法や動機づけ面接法，変化のステージといった心理療法が取り入れられるようになり，次第に「対立的」なプログラムよりも，「共同・共感的」なプログラムのほうが，再使用，プログラム中断，自死といった問題が少なくなっていくことがわかり，その効果の高さが注目されるようになっていった．

わが国においても，こうした新しいプログラムの効果が研究され，昨今，続々と治療現場に導入されるようになってきた．

本稿では，久里浜医療センターにおいて開発された「Group Treatment Model for Alcohol Dependence based on Cognitive–Behavioral Therapy, Kurihama Version（GTMACK）」，肥前精神医療センターにおいて開発された「Hizen Alcoholism Prevention Program by Yuzuriha（HAPPY）」，国立精神・神経医療研究センター薬物依存研究班によって開発された「せりがや覚せい剤依存症再発防止プログラム（Serigaya Methamphetamine Relapse Prevention Program（SMARPP）」，これら 3 つのプログラムを取りあげ，それぞれ開発者である先生方の言葉を借りながら新しい依存症治療のあり方についてみていきたいと思う．

プログラムの構造

本稿で紹介するプログラムは，どれも認知行動療法をベースに，動機づけ面接法，随伴性マネージメント，変化のステージ，心理教育，家族療法，12ステッププログラムへの参加などといった，複数の治療要素が組み合わさって構成された，いわゆる「認知行動療法的志向性をもつワークブック」を使用したプログラムである 🎨図2．

それぞれにおいて最も重要なことは，従来型のような抵抗や否認と闘うことはせず，直面化をしないまま，依存症患者特有の考え方や行動パターンを患者とともに検討し，認知行動療法の基本である「Why」思考から「How」思考へ，つまり「なぜ依存症になったのか」という問題点に注目するのではなく，「どうしたら止められるのか」という具体策を手に入れることに注目し

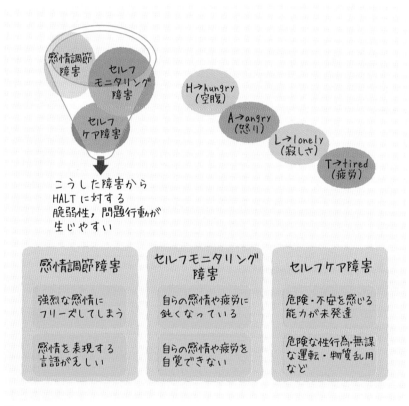

直面化をしない
報酬州を与える

欲求に対する引き金
を同定する
（外的・内的）

それぞれの対策をたてる
スケジュールをたてる

図2「認知行動療法的志向性をもつワークブック」の特徴

感情調節
障害

セルフ
モニタリング
障害

セルフ
ケア障害

H→hungry
(空腹)

A→angry
(怒り)

L→lonely
(寂しさ)

T→tired
(疲労)

こうした障害から
HALT に対する
脆弱性，問題行動が
生じやすい

感情調節障害	セルフモニタリング障害	セルフケア障害
強烈な感情にフリーズしてしまう	自らの感情や疲労に鈍くなっている	危険・不安を感じる能力が未発達
感情を表現する言語が乏しい	自らの感情や疲労を自覚できない	危険な性行為・無謀な運転・物質乱用など

図3 依存症患者の感情行動障害
(松本俊彦. 精神誌. 2015; 117: 655-62●)

ていく点にある.

　重度の依存症に陥る患者には，**図3** のような特有の感情障害・行動パ

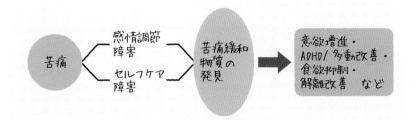

図4 依存症患者の行動パターン
(松本俊彦. 精神誌. 2015; 117: 655-62[2])

ターンがみられる[2].

　こうした患者がもともと持っている感情行動障害，脆弱性によって，さまざまな生活場面における「生きづらさ」を感じ，その苦痛を緩和させるための手段として，自己治癒的に苦痛緩和物質を発見した結果，依存物質は患者にとって苦痛を緩和させてくれる「報酬」となっていく 図4.

　このように，多くの依存症患者にとっての依存物質とは，本人の苦痛を和らげてくれる「必要不可欠」なものであって，必ずその物質が適応的に働いていた時期があり，それは患者にとって非常に大きなメリットをもたらす経験・記憶となっている.

SIDE MEMO

　50歳代男性，重度のアルコール依存症であり，身体的にも経済的にも限界，いわゆる「底つき」という状態であった．ある日，この患者に対して医師が「ここで飲酒を止めないと，あなたは長く生きられませんよ」と直面化を行った．その時，その患者は病院中に響き渡るかのような大声で，こう叫んだ．

　「お前は俺から，酒まで奪うのか！」

　この悲痛な心からの叫びは，依存症の残酷さをよく表しているように思う．

JCOPY 498-22944

初め彼にとって酒は，心の痛み，あるいは何らかの苦しみを和らげてくれる良き友であったのであろう．それがやがて我を忘れる毒となり，仕事を失い，家族を失い，健康までも失う原因物質となってしまった．苦しみは増し，何もかも失った今，それでも残っている酒はとりあえず飲みさえすれば，その苦しみと悲しみをひと時だけでも忘れさせてくれる．何もかも奪われて，それでも最後の最後に残された酒まで，お前は奪うのか！　という叫びである．

　そしてその叫びの続きには，次のような言葉が隠されている．

　「その代償としてお前は私に，何をくれるのだ？」

　医療従事者が忘れてはならない言葉が，ここにあるように思う．依存物質は当事者にとって「痛み」を忘れさせてくれる「心の支え」なのである．たとえ今は毒にしかならなくとも以前は少なくとも無理解な医療より，よほど頼りになる「治療薬」だったのである．世間で生き残るために，生きづらさを助けてくれ，自分を支えてくれる唯一無二のパートナーであった．そしてそれを「取り上げる」ということは，当事者にとっては，松葉杖をつきながらやっと歩いていたものを，その松葉杖を取り上げられたうえに武器も鎧もないまま，世間という戦場でのサバイバルに行って戦ってこいと，送り出されるようなものなのである．

　つまりただ依存物質を「止めさせる（取り上げる）」だけでは，なんの解決にもならず，むしろ状況を悪化させることにしかならないことに，思いを寄せなくてはならない．そしてこの当事者がもつ「弱さ」「不安」「苦しみ」をしっかりと理解しながら，当事者が，その不安からしがみついて離れることのできない「依存物質」の代わりとなる新しい「武器」，あるいは生きづらさに対する安心安全な「環境」を提供できた時こそ，初めて当事者は依存物質から卒業することができるようになる．

　それもできるだけたくさん提供すること．それこそが依存症治療にとって，もっとも重要なことといえるであろう．

久里浜医療センター
Group Treatment Model for Alcohol Dependence Based on Cognitive-Behavioral Therapy, Kurihama version (GTMACK)

久里浜医療センターでは1963年よりアルコール専門病棟が開設され，3カ月をワンクールとした開放病棟での集団入院プログラムが実施されてきた．わが国において最も古くから行われているアルコール依存症治療プログラムである．これは長く「久里浜方式」とよばれ，全国的な広がりをみせていた．

しかし近年，① 画一的でなかば強制的な治療プログラム，② 患者たちの多様化した価値観，③ 退院後の治療転帰が十分によいとはいえない，などの理由から2000年3月より認知行動療法を導入し，小集団治療を中心としたプログラムに修正された❹．

GTMACKは認知行動療法をベースに，動機づけ面接法，対処スキルトレーニング法，変化のステージモデル，Matrix model，パラダイム発展モデルなども参考にしながら組み立てられており，全10回「基礎編（3回）実践編（5回）社会生活編（2回）」で構成されている🔖図5．

基本的に久里浜医療センターで行われているGTMACKは「断酒」を目的とした入院治療プログラムであり，アルコール使用障害スペクトラム🔖図1における頂点部分の重度アルコール依存症患者が対象となる．

アルコール依存症治療において，その治療目標を「断酒」のみとするか，「節酒」も良しとするかについては，なかなか悩ましい問題で，治療者によっても意見の分かれるところであろうが，患者にとってもこの選択は非常に大きな問題となる．

しかし元々重症の依存症というものは「コントロール障害」であり，ほどほどの飲酒量で留めたり，明日の予定に合わせて飲酒を止めておくなどといったコントロールができなくなるところに問題が生じる．またアルコール依存症の治療予後の死亡率は年間5%であり，退院後10年で約半数の患者が死亡する．特に肝硬変や糖尿病を合併していれば，4.4年後の生存率は3割と大変に低い❺．したがって，重症の依存症となった患者にとっては「断酒」しか選択肢はなく，「断酒」ができないのであれば，そもそも治療プログラムに参加することができないとしている医療機関も多い．

しかし一方で前述したように（「SIDE MEMO」参照），「断酒」と宣言されることは，患者にとって大変な精神的苦痛を伴うものであることも忘れては

JCOPY 498-22944

基礎編　3回
(病気について知る)

依存症の自己診断
(AUDIT, DSMによる自己
診断, 担当医師による
個別プログラム)

・1日の生活を振り返る
・初回外泊の対策
　(担当看護師による
　個別プログラム)

・飲酒問題の整理
・飲酒と断酒の良い点・
　悪い点

実践編　5回
(再発予防)

・引き金といのち綱

・飲酒欲求への対処と
　「思考ストップ法」

・アルコールへの誘惑
・もしもの時に備える

・将来を考える(まとめ)

社会生活編　2回
(健康的な生活について学ぶ)

・ストレスに対処する
　① ストレス対処法を
　　習得する
　② 怒りのコントロール

・退院後の生活設計
　(担当看護師による
　個別プログラム)

・楽しい活動を増やす

🐥図5 GTMACK プログラム　目次

ならないであろう．「断酒」という壁が乗り越えられずにプログラムから脱落し，余計に自暴自棄になってしまったり，かえって断酒できない自分を責めるといった新たな苦しみに直面してしまうことも多く，生きる希望を見失ったり，さらに自己肯定感を低くしてしまう結果にもなりやすい．

　こうした非常に強いジレンマに直面せざるを得ないことも多いために，後述するが「断酒ではなく節酒でもよいのではないか」という論調もある．しかし一概に酒量によって「依存症か否か」を決められるものではないため，治療者としては「節酒でも断酒でも，どちらでもよいですよ」と簡単にいうことは慎まなければならない．その人にとって本当に「断酒」がよいのか，それとも「節酒」を選択できる可能性があるのかどうか，しっかり患者と向き合い，見極める必要がある．

　またアルコール依存症患者は健常者に比べて明らかに「怒りの表出」が強く，それは依存症の重症度に比例する．さらにアルコール消費量に比例して決断力，対処技能が低下し，過敏性，怒り，不安，自責感が高まる．さらに怒りの強いアルコール依存症患者は，より暴力を振るいやすく，怒りが強け

れば断酒もしづらい❻.

　こうした陰性感情は治療成績を低下させることから，GTMACK ではアンガーマネジメントが取り入れられている.

　このプログラムは離脱期が終わってリハビリテーション病棟に移動した男性アルコール依存症患者を対象としており，1 週間で怒りを感じたことについて，日時，場所，出来事，思ったこと，言動，結果，してほしかったこと，怒りの強さといった項目について記録する「怒りの記録」をつけてもらう.そして頻度の高い怒り，強い怒り，持続する怒り，攻撃性のある怒りの 4 つが「問題となる怒り」であり，怒りは強いところから弱いところへ流れて伝染すること，怒りは二次的な感情であることを伝え，そのマネージメントとして，① 怒るもの，怒る必要のないものを区別する，② 怒るときには「適切な方法」で怒る（表現する）ことをトレーニングする❻🐾図6.

　GTMACK では，こうしたさまざまな困難を伴う重度アルコール依存症に対応するために，基本的にセッションは精神科医が行い，看護師が 1 名サポートにつく.また入院患者は入院時期の同じ患者同士でグループ分けされており，8 週間後の退院の日まで，基本的に同じグループでセッションが進んでいく.

　全 8 週間のプログラム中，週末は外泊訓練が含まれており，飲酒の危険を想定したセッションを毎回行い，危険回避の方法，欲求に対する代替行動などをトレーニングする.

　外泊から戻った時には呼気チェックなどを行い，飲酒があれば個室に入り，しっかりと解毒および内省を促す時間を設けている.アルコールが抜けた後（24 時間後）には，担当医師が再飲酒防止の振り返りを患者個人と行う.

　この GTMACK が導入されてから 17 年あまりが過ぎた 2017 年 4 月より，同センターにおいても「減酒外来」が開設された.全国拠点機関である同センターにおいて「断酒」治療だけでなく，「減酒」治療も受けられるようになったということは，今後全国的にアルコール依存症治療の選択肢として「減酒」治療も広がりをみせていくということである.これは患者にとって，さらに治療に向かうハードルを低くし，たとえ再飲酒しながらであっても，一歩ずつ「健康への道」を歩める選択肢が生まれたということになる.こうした動きにさらなる選択肢を示すのが，次に紹介する「HAPPY プログラム」である.

JCOPY 498-22944

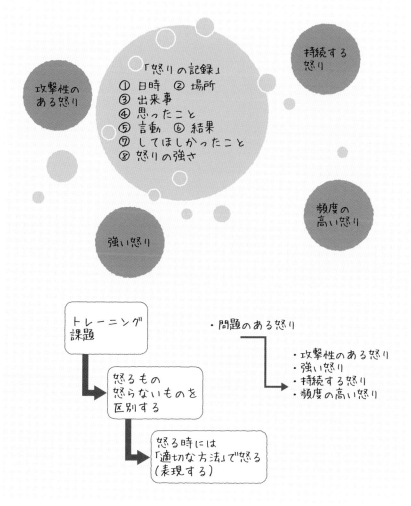

「怒りの記録」
① 日時 ② 場所
③ 出来事
④ 思ったこと
⑤ 言動 ⑥ 結果
⑦ してほしかったこと
⑧ 怒りの強さ

持続する
怒り

攻撃性の
ある怒り

頻度の
高い怒り

強い怒り

トレーニング
課題

・問題のある怒り

怒るもの
怒らないものを
区別する

・攻撃性のある怒り
・強い怒り
・持続する怒り
・頻度の高い怒り

怒る時には
「適切な方法」で怒る
(表現する)

図6 GTMACK アンガーマネジメント

肥前精神医療センター
Hizen Alcohollsm Prevention Program by Yuzuriha (HAPPY)

アルコール依存症治療において，その治療目標を「断酒」のみとするか「節
酒」も良しとするのかという問題は，非常に悩ましい問題であることは前述
したが，この「HAPPYプログラム」 図7 において主な対象とするのは，

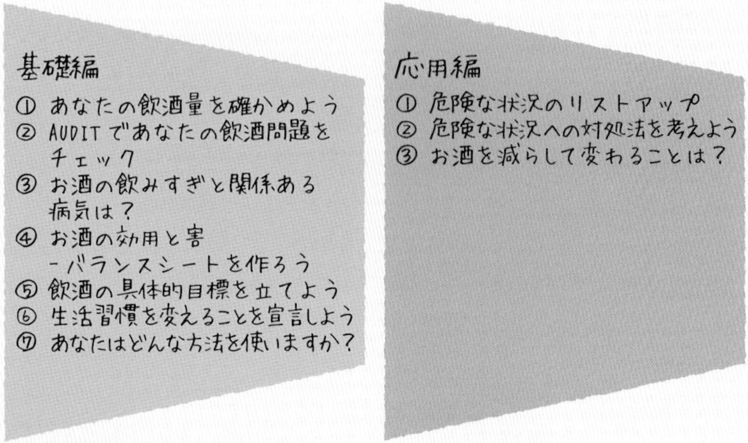

基礎編
① あなたの飲酒量を確かめよう
② AUDITであなたの飲酒問題をチェック
③ お酒の飲みすぎと関係ある病気は？
④ お酒の効用と害
　－バランスシートを作ろう
⑤ 飲酒の具体的目標を立てよう
⑥ 生活習慣を変えることを宣言しよう
⑦ あなたはどんな方法を使いますか？

応用編
① 危険な状況のリストアップ
② 危険な状況への対処法を考えよう
③ お酒を減らして変わることは？

図7 HAPPYプログラム　目次

アルコール使用障害スペクトラム **図1** における頂点部分ではない層，つまり依存症であっても医療機関に来ていない者，あるいは依存症には至っていないが飲酒に問題がある者などの層である．

　いったん，依存症に陥ってしまうと否認や抵抗といった心理機制が強く働き，治療には時間がかかり，酒量をコントロールすることは，どんどん難しくなってしまう．もちろんそれまでに失うものも大きい．しかしアルコール問題がそれほど深刻ではなく，普通に社会生活が送れている段階で早期に介入すると，短時間で効率的に飲酒行動に変化をもたらすことができる．また主なテーマを「飲酒問題」ではなく「健康」とすることで，対象者が示す否認や抵抗も比較的少ないという特徴がある[7]．

　HAPPYプログラムの構造には，認知行動療法をベースにブリーフ・インタベンション（以下 BI）と，行動変化のトランスセオリティカルモデル（以下TTM）が中核として据えてあり，またより多くインパクトのある教育の要素を取り入れることで，依存症の手前にあり，動機づけの低い人たちに対して飲酒行動の変容を試みるプログラムとなっている．

　従来型のアルコール関連治療では，久里浜医療センターのGTMACKに代表されるように，アルコール依存症患者への入院・断酒治療が中心であったが，すでに述べたように，依存症にまで悪化してしまった患者に対する介入は，

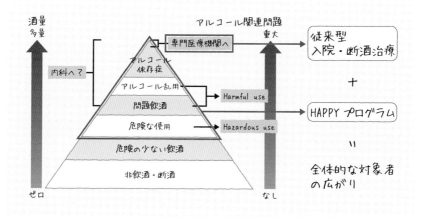

非常に困難を伴い，その予後も悪くなる．

　そこで HAPPY プログラムでは，その予備軍にあたるハイリスク者たちに早期介入することで，いち早く依存症患者を発見し，専門医療につなげること，さらに依存症に至っていないまでも予備軍となっている対象者に，より多く，より早く介入できるようにすることで，将来的なリスクを減らし，全体的な治療成績の向上を狙うことを目的としている ■図8．

　HAPPY プログラムにおいて BI は，生活習慣の行動変容を目指す短期間の行動カウンセリングとして位置づけられているが，この BI においては FRAMES が基本となっている ■図9．

　HAPPY プログラムの構造は，ワークブックを使ったセッション以外に FRAMES と TTM の概念に沿い「フィードバック」「アドバイス」「ゴール・セッティング」という 3 本の柱を組み合わせ，専門的な面接技法をトレーニングしていない者であってもマニュアルに沿って面接を進めることで，効果的な介入ができるように構成されている ■図10 ■図11．

　HAPPY プログラムは，アルコール依存症治療において病院に治療を求めてこない層，いわゆる「底つき」をしていない層に対し，外来以外にも，保健所や精神保健福祉センター，企業内でのメンタルヘルス指導などでも利用できるように開発されており，「断酒」ではなく「節酒」を目標として介入を行う．

　その目標設定はたいへんに緩やかで，仮に 1 日 4 合飲む対象者が 2 合に減

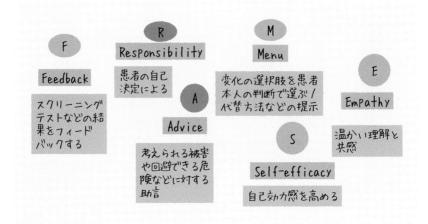

図9 FRAMES

(Miller WR, et al. Motivating young adults for treatment and lifestyle change. In: Haward GS, et al. editors. Alchol use and misuse by young adults. Notre Dame: University of Notre Dame Press; 1994. p.55-81[8])

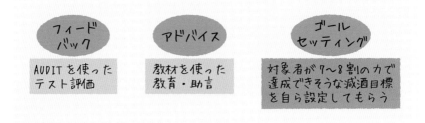

図10 HAPPYプログラムの3本の柱

らすという目標を立てた時，介入者はその意気込みを賞賛しながらも「最初からあまり無理しないで3.8合でよいですよ．実際に減らすのは0.5合，5%です．これくらいなら自然にできそうですね」と，実現可能性の高い飲酒目標の設定を勧める．依存症にまで至っていない対象者であれば，ほんのわずかであっても自分の飲酒量に意識を向けさせるだけで，飲酒量は目に見えて減っていく．小さな成功体験を積み重ねさせ，自己効力感を高めていくことが，生活習慣の行動変容を成功に導くコツでもある[7]．

　図12は，肥前精神医療センターのサテライト外来で，節酒目標を掲げて介入した治療転帰であるが，ICD-10に基づく評価においてアルコール依

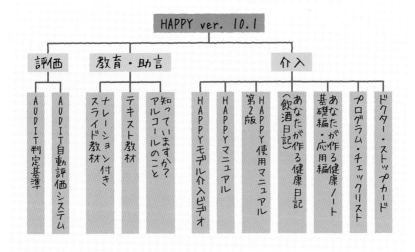

図11 HAPPY プログラムの構造
(杠 岳文. 医学のあゆみ. 2015; 254: 983-6❷)

存症と診断された77名，アルコールの有害な使用12名に対して，それぞれ
「断酒目標」と「節酒目標」を掲げたものである．節酒の具体的目標として
は，飲酒量の上限を決める，休肝日を設ける，晩酌をやめて機会飲酒のみと
する，度数の高い酒を飲まない，薄めて飲むなどであった．

　この調査の結果，アルコール依存症と診断された77名のうち，21名が節
酒を治療目標とし，そのうち10名（47.6%）の患者が比較的長期（8カ月〜
41カ月）にわたり，節酒を継続できていた．このことから，依存症と診断さ
れるもののなかにも，BIによって，少なくとも一定期間節酒可能な一群が存
在することが示された❶．

　こうした「断酒」か「節酒」かといった問題のみならず，飲酒問題は近年，
多様性をみせており，特に若い女性や未成年の飲酒の増加傾向，あるいは交
通事故や自殺，うつ病との関連など多岐にわたり，もはや問題は依存症患者
のみではなくなってきている．

　こうした社会問題を鑑み，2014年には「アルコール健康障害対策基本法」
が施行された．この基本法においてアルコール関連問題は，従来の依存症に
加え，多量の飲酒や未成年の飲酒，妊婦の飲酒などの不適切な飲酒の影響に
よる心身の健康障害を併せて「アルコール健康障害」とすると定義された．
つまりアルコール関連問題とは，解毒と身体回復のみならず「心の問題」で

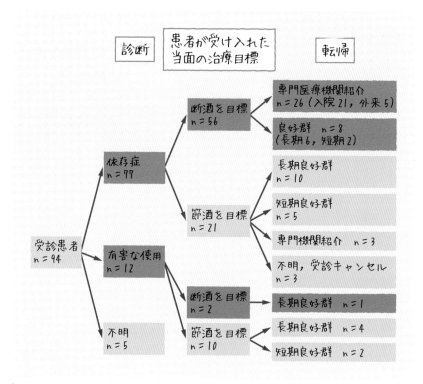

🐾 図12 アルコール専門サテライト外来患者受診調査の転帰
(武藤岳夫, 他. 日本アルコール・薬物医学会雑誌. 2013; 48: 47-57❶)

もあることが明記されたことになる.

　こうした心身ともに多岐にわたるアルコール健康障害に対処していくためには，依存症となった重度の患者に対する専門病院の対応だけでなく，もっと広く，例えば一般病院の内科や救急，あるいは保健所や精神保健福祉センター，そして民間の保健指導や企業のストレスチェックなども含め，多方面からのアプローチが必要不可欠となっている. そのための治療プログラムにも，より多様性が求められてきている.

　例えば，アルコール依存症でうつ症状を訴える患者には認知行動療法のAaron T. Beckが行っている基本型が役にたつかも知れない. あるいは処方薬依存症でアルコールを飲むたびにリストカットをする者には，後述するSMARPPや弁証法的行動療法がよいかもしれない.

　またアルコール健康障害者はうつ症状だけでなく不眠症も非常によく訴え

る．こうした時には不眠症に対応するプログラム CBT-i（insomnia）も役に立つかもしれない．

　近年こうした優れた CBT プログラムは，続々と開発導入されており，治療者がそれぞれのプログラムがもつ特徴をしっかり理解したうえで，画一的とならぬよう適宜活用できるようになれば，より対象者が広がりをもち，患者にとっても問題解決の選択肢がおおいに広がることになるといえるであろう．

ト ラ ブ ル シューティング

問1 動機づけが低く，どうしてもプログラム介入できない対象者に対してどうするか

答え 依存問題を「自分のこと」として捉えにくい人であっても「健康問題」に関心がある人は多くいる．

例えば飲酒行動に問題がある人でも，健康のために「青汁」などと一緒にお酒を飲んでみたり，お酒を抜いて健康になるためと，盛んにサウナへ通ったりという行動がみられる．

こうした間違った健康に対する習慣から介入し，「あなたが間違っている」という「指摘」ではなく「一般的な健康に対する情報」として対象者に向けると，非常に多くの人が関心を向けやすくなる．

HAPPY プログラムの調査によると，対象者の 9 割程度の人が「一般的な健康情報」に対しては興味を示している[1]．

問2 診察時に違法薬物使用を知った場合，警察に通報するべきか

答え 医師が警察通報を義務づけられた違法薬物は存在しない．

麻薬および向精神薬取締法の規制対象薬の場合には，その薬物の「慢性中毒」と判断された患者について，都道府県知事（都道府県庁薬務課）に届出をする必要があるが，覚せい剤はこの届出の対象となっていない．

また公立病院に勤務する公務員であった場合でも「告発義務」に対する罰則規定はないので，医療・相談・教育などといった守秘義務を要する職務上，本人

更生のために治療などが優先すると判断された場合には，守秘義務が優先される[9]．

せりがや覚せい剤依存症再発防止プログラム
Serigaya Methamphetamine Relapse Prevention Program (SMARPP)

　SMARPP は，米国西海岸を中心として広く実施されておりドラッグコートとしても用いられている Matrix model を参考に開発されたプログラムである．

　1980 年代米国では，「底つき hitting bottom」や「厳しい愛 tough love」で有名な Minnesota model に基づく 28 日間入院治療プログラムが主流であったが，当時急激に増加していたコカイン依存者には適応せず，多くの患者が治療から脱落してしまい，十分な成果をあげることができなかった．

　この背景には，依存性薬物の薬理作用の相違，そして，そのことに由来する依存症患者の臨床的特徴の相違が関係している．すなわち，アルコールやヘロインといった身体依存を持つ中枢抑制性物質の場合，その顕著な耐性上昇と離脱症状の苦痛により，いわゆる「底つき」を経験しやすい．しかしコカインや覚せい剤といった中枢刺激薬の場合，離脱の苦痛は治療動機となりにくく，なかなか「底をつかない」．それどころか，底をつくまで待っていたら，その前に中毒性精神病にもとづく暴力事件が発生してしまう危険もあるため，新しく中枢刺激薬依存に対応できるプログラムが求められていた．

　その結果，認知行動療法と動機づけ面接法を統合させた新しいモデル「中枢刺激薬依存に対する総合的集中型外来治療アプローチ法」として，Matrix model は誕生した[3]．

　SMARPP は，この Matrix model を参考に，日米文化の違い，C 型肝炎や HIV といったトピックの追加，さらに依存症の臨床経験の乏しい援助者であっても，ワークブックを当事者と一緒に読み合わせるだけで，ある程度の効果が担保できるようにするなど，大幅な改定が行われ，日本の現状に合うプログラムとして開発された．

　SMARPP プログラム実施は原則として外来にて週に 1 回，16 セッション版と 28 セッション版，そしてその 2 つを融合させた 24 セッション版があり，

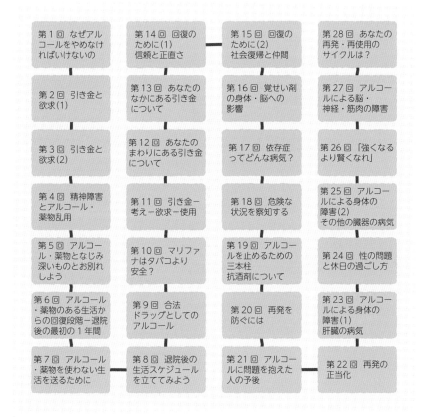

図13 SMARPP-28 目次

参加者はスタッフが務めるファシリテーターを中心に数名のグループとなって，その回のテーマに沿ったワークブックを読み合わせていく．

　毎回プログラム開始時に1週間をふり返り，薬物を使わなかった日については，各人のカレンダーシートにシールを貼ったり，プログラムが1クール終了すると賞状が授与される．

　また，毎回実施される尿検査（検査結果は治療目的にのみに使用され，司法的な対応には用いられない）において陰性結果がでた場合には，そのことがわかるスタンプを押すなど，細かな報酬が随所に用意されている．

　こうした活動はいずれも「薬物を使わないことよりも治療の場から離れないことが大事」と伝えることに力点がおかれている．精神療法において，もっとも重要でありながら，もっとも治療者を悩ます問題が「途中で患者が治療

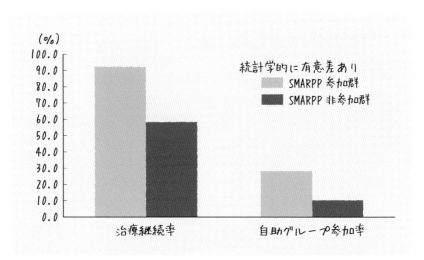

図14 国立精神・神経医療研究センター病院薬物依存症専門外来通院患者の初診後 3 カ月時点における治療継続率と自助グループ参加率の比較
(松本俊彦. 精神誌. 2015; 117: 655-62[●])

に来なくなってしまう」ということであるが，依存症治療においてはこの問題が顕著である．

　依存症となる患者は，もともと対人関係が苦手な者が多く，安定した治療関係を継続させていくのは，なかなか難しい．しかしこれら SMARPP 式の介入によって，従来型の外来治療法では，3 カ月後にも治療を継続している者の割合が 3〜4 割であったのに対し，SMARPP が導入された群は，治療継続率が常に 7〜9 割という高い数値を示し，また自助グループなど，他の社会資源に対する参加率も向上した．

　依存症患者の多くは，もともと持っている感情障害から安定した人間関係を形成することを苦手とするうえに，治療に対する動機づけがきわめて低い．そして常に「生きづらさ」を抱えているため，感情の揺れ幅は，われわれが想像する以上に大きい．

　特に，依存物資に対する思い入れは，もともと持っている「生きづらさ」に対処しようとして形成されたものであるから，治療プログラムを継続できるかできないかといった問題であっても，治療者と相性が合う合わないといった問題であっても，常に患者にとっての「困難さ」が生じる可能性があり，その結果，依存物質に舞い戻る要因となってしまうことも多い．これは

JCOPY 498-22944

「両価性」として，常に患者の心を支配している．

「止めたいけど，止めるのが不安だ」「治療を受けたいけど，治療がうまく進んで元の自分に戻るのが恐い」．こうした，患者が常にもっている感情の揺れ動きは，従来型の依存症治療において理解が示されることが少なかったが，認知行動療法に基づく新しいプログラムにおいては，こうした「両価性」を常に生じる「当然のこと」として受け入れる姿勢が治療者側に求められている．

それは時として，治療に対する「抵抗」として表れてくることもあるが，患者が見せる否認や抵抗は，人生が変わるほどの重要な問題に直面している今，当然の葛藤として受け止めたうえで，否認や抵抗とは闘わず，罰則ではなく，より患者自身がもつ「強み」に着目し，そこへ報酬を用いながら，患者の治療継続に力点をおいていく．

海外の多くの研究によって，依存症患者の予後を左右するのは治療の継続であることが明らかにされており，たとえ断酒断薬できなくとも，治療を継続している者のほうが，健康被害や社会経済的損失が少ないと認められている[2]．

それぞれのプログラムの違い

これまでに紹介したアルコール関連障害に対する2つのプログラムと，薬物依存に対するプログラムであるSMARPPには，根本的な違いがある．これは先に述べたMatrix model誕生の背景同様，参加する対象者の動機づけにあるといえる．アルコール依存の場合には長年の飲酒から身体的ダメージも強く，「健康問題」として自覚を促す機会もあるが，薬物依存の場合はそれがないことが多い．特にわが国でもっとも問題となる覚せい剤の場合，身体的ダメージが少なく，ほどほどに「良いつきあい」をしてしまっている当事者も多い．そうした患者の場合，止めるためのモチベーションが保ち難いという特徴がある．

そこでSMARPPプログラムの場合には「薬物を止めることより，プログラムに参加し続ける」ことにより力点がおかれ，当事者が自分のメンテナンスとして，このプログラムが必要だと感じ，生活の一部としてプログラム参加が習慣づけられるようになることが第一目標となっている．そして実際に，プログラムが継続できる当事者ほど予後が良い[2]．

しかし，アルコールを飲んだ時に，薬物摂取に対する欲求が入る者も多いため，SMARPP では，同時にアルコールのプログラムも含まれており，断酒させることを目標とはしないが，「できれば控えましょう」という指導が入っている．

　本稿で紹介したプログラムは，それぞれに対象となる当事者が異なり，困難な依存症となった患者には専門入院治療である「GTMACK」，そして依存症ではない多量飲酒者や，なかなか底つきとならず自覚症状がでにくい中枢刺激薬などの依存性薬物乱用者には，たとえ動機づけが低くても介入しやすい HAPPY プログラムや SMARPP プログラムなどで介入する．

　特に後者二つのプログラムは「専門家のいらないプログラム」ともよばれており，たとえ依存症について専門的なトレーニングを受けていない提供者であっても，当事者とともにワークブックに従って読み合わせていけば，ある程度の効果が担保されるように開発されている．

　こうした取り組みは，近年，急激な広がりをみせているアルコールや薬物の問題に対応するために，数少ない専門医や専門病院のみでは対応しきれなくなっている状況が背景となっている．そのため，精神科医以外の医師，例えば内科医や救急，産業医，あるいは歯科医などにも，依存症に対する啓発が行われている．

　他には医師以外の，看護師，保健師，公認心理師，精神保健福祉士はもとより，教師や企業の人事部などでも依存症啓発は進められている．

　これはわが国における年間約 2 万人といわれる自殺者問題において「死のトライアングル」とよばれる「うつ・アルコール・自殺」と依存症との関係といった，より広い意味におけるメンタルヘルス問題としてとらえる必要があるためである．

　2015 年から実施されたストレスチェックにおいても，不眠やうつ病といった問題と同時に，アルコールや睡眠薬，精神安定剤などの処方薬に依存する者も少なからず浮かび上がってくることであろう．こうした問題に対し，産業医が「精神保健に対して専門ではないのでわからない」では済まされなくなってくるであろうし，企業の人事部においても，知らないよりは知っているほうが早い段階で自殺などのリスクを減らすことができることになるため，専門家には企業に対する保健指導も求められてくる．

　また教育の現場においては，もともと依存症患者のほとんどが 10 代で初めて依存物質を試みているという傾向はあったものの近年は特にその低年齢

化が進み，関係者を悩ませている．

　そのひとつの背景に，インターネットの普及による情報ルートや流通ルートの変化があげられ，小学生でもマリファナが手に入るといった現状が生じている．

　こうした一昔前では考えられなかった複雑な社会構造から新たな依存症患者を生まないようにするためには，教育現場での啓発も非常に重要といえるであろう．

　こうしたことからもアルコールや薬物に対する啓発と，メンタルヘルスに関する保健指導および早期介入は喫緊の課題となっており，専門病院だけの問題とはいえなくなってきている．

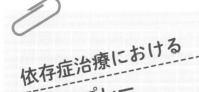

依存症治療における
チームプレー

近年ますます多様化する世相を背景に依存症治療を考えた時，ただでさえ不足している，依存症に詳しい精神科医師だけで治療を進めることは，やはり不可能と言わざるを得ないであろう．また依存症のプログラムは通常外来のように 10 分，15 分で行えるものではないため，どうしても医師を中心としたコメディカルチームでプログラムを担う必要が生じてくる．

こうした依存症治療のプログラム研修は，各プログラムを開発した全国拠点機関および依存症治療拠点機関などで随時行われているが，研修対象となる専門家のうち，医師の参加がもっとも少なくなっている．しかしコメディカルとチームを組み，チームコンダクターとして治療チームを「運営」しながら，プログラム提供者を「育成」していく技量が医師には求められる現状があるため，今後，依存症治療に関わっていく医師には，ますます積極的な研修参加が求められていくことになるであろう．

そしてプログラムに精通した医師を筆頭に，チーム全体で患者に合ったプログラム内容を選択しながら，それを駆使し，相対的な治療成績があがっていくことは，まだまだ精神科医療に対して敷居が高いと感じている当事者やその家族にとって，大いに選択肢が広がることになるであろう．

また依存症治療は，長年，当事者同士で支え合うダルクや民間施設など「当事者グループ」に負う部分が大きく，依存症治療をしなければならない当事者や家族の経済的負担は非常に大きい．

こうした問題についても，多くの医療機関や精神保健福祉センターなどで広くこうした良質のプログラムが実施されるようになり，当事者グループを含めた多職種間の有機的な連携が図られるようになればさらに選択肢が増え，より長期にわたって治療が継続できる土壌も生まれ，当事者や家族の経済的負担も減っていくに違いない．

JCOPY 498-22944

📖図15 をご覧いただきたい．これは精神療法における治療効果の内訳であるが，もっとも多く占めているのが「患者要因と治療外の出来事」(40%) である．

続いて励ましや共感，温かさなどの「関係要素」(30%)

そして治療に対する「期待やプラセボ効果」(15%) と続く．

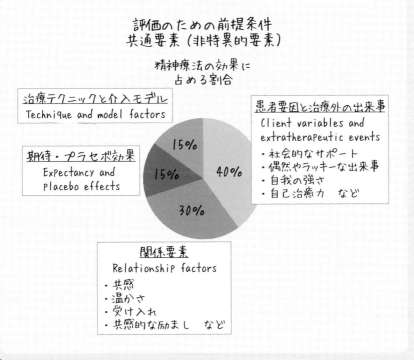

評価のための前提条件
共通要素（非特異的要素）

精神療法の効果に
占める割合

治療テクニックと介入モデル
Technique and model factors

期待・プラセボ効果
Expectancy and placebo effects

患者要因と治療外の出来事
Client variables and extratherapeutic events
・社会的なサポート
・偶然やラッキーな出来事
・自我の強さ
・自己治癒力　など

15%
15%
40%
30%

関係要素
Relationship factors
・共感
・温かさ
・受け入れ
・共感的な励まし　など

📖図15 精神療法の効果に占める治療的要素
(Lambert MJ. Handbook of Psychotherapy Integration. 1992 を菊地俊暁先生がまとめたもの)

今回，本稿にて紹介した治療プログラムは左上の「治療テクニックと介入モデル」に含まれるわけだが，この表によれば，その効果が占める割合は 15%にしかならない．

つまりこれが意味するところは，精神療法によって何らかの効果が得られる時，

治療的要素として重要なことは，プログラムそのものというよりも，当事者の自己治癒力や社会的サポート，共感的な励ましや温かさ，あるいはプログラムに対する期待といった要素のほうがはるかに大きく，その割合が85%も占めるということである．

　これは治療者にとって，非常に重要なことであろう．
　たとえどんなに綿密に計算されたプログラムであっても，どんなにエビデンスが重ねられたプログラムであっても，あるいはどんなに知識ある治療者が提供したとしても，当事者がその治療に期待が持てず，興味を失い，参加しなくなってしまえばそこまでであるし，また治療者側がプログラムの理論のみに頼ってしまい，共感的態度もサポートする能力も持ち合わせていなければ，当事者はその精神療法に対し70〜85%もの割合で，効果を感じられなくなる可能性があるということなのである．

　すでに述べたように，精神療法は一定以上のセッション数，ある程度以上の継続があってこそ効果がある．
　そこにはプログラムの内容以上に，治療者側の姿勢が求められていることを忘れてはならないであろう．
　本稿で紹介したプログラムには，すべて基本的事項として「動機づけ面接法（MI）」や「ブリーフインタベンション（BI）」といった，面接技法が組み込まれている．

　それぞれ体得しようとすれば大変な分量となる技法であるが，患者が安心できるような語り口や，患者の言語的・非言語的メッセージを理解し，適切なフィードバックを行いながら，患者の気持ちの整理や問題解決を手助けできるようになるためには，こうした基本的な面接技法を身につけることは不可欠である．

　今さらといった話ではあるが，まだまだうつ病を併発したアルコール依存症の患者が，精神保健福祉センターへ相談したら「努力が足りませんね」と言われたとか，産業医が「頑張って」といったがために患者が自死を選び，訴訟に負けたといった話は枚挙に暇がない．

JCOPY 498-22944

悩んで悩んで，やっと勇気を振りしぼり，最後の頼みと専門家へ相談してみたら，こうした言葉を浴びせられたという当事者にとって，ちょっとした言葉でどれほど傷つき苦しむかを，治療者は常に念頭に置くべきであり，何気なく発する言葉ひとつが精神療法にとって，どれほど重要であるか真摯に学んでいく姿勢を，ぜひ持ちたいものと思う．

エキスパートのコツ **2**

　精神療法プログラムは，当事者が自ら選び，受けたものが最も効果があるといわれている．この時，治療者に求められる知識は，その当事者により良質で，よりたくさんの選択肢を提供できるかどうかが大切となってくる．

　例えば「トリガー（引き金）」に対する知識である．当事者がどんな時，あるいはどんな物を見た時に欲求が入るのか．どんな感情の時に欲求が入るのか．治療者はこれをできるだけたくさん知っておくと，当事者との会話で非常に役に立ち，ラポールを形成するきっかけにもなりやすい．

　例えば，覚せい剤を常用していた者は，コンビニに行くと欲求が入りやすい．それはペットボトルの水やスポーツドリンクなどで薬を溶かし，コンビニのトイレで使うことが多いからだ．また急須に入ったお茶をみると欲求が入るという者もいた．急須でいれたお茶で薬を溶くとあとに残らない（と信じていた）のだそうだ．こうした知識があると当事者に対して「初期にはコンビニに行かないよう」声をかけるとか，急須のお茶ではなく冷たいペットボトルの麦茶にするなどの配慮ができるようになる．

　アルコールでは夕方になると飲みたくなる，あるいは空腹になると飲みたくなる者が多い．こうしたことを知っているか知らないかの差は大変に大きいので，当事者とよく会話をすることや，治療者同士で情報交換などを心がけ，なるべく多くのトリガーを知っておくようにするとよいだろう．

　また治療者は自らのアンテナを広げ，より広く社会資源に通じておいたほうがよ

い.

　当事者を自助グループに紹介したほうが予後が良いことはわかっていても，例えば断酒会に節酒目的の当事者を紹介するわけにはいかない.

　断酒会はあくまで「断酒」であって「節酒」は目的にならないため，節酒目的で入られては，断酒会にいるメンバーも，紹介された当事者も，双方が困ってしまうであろう.

　また近年，若い女性にもアルコール依存症となる者が多くなってきた.

　しかし安易に若い女性を断酒会に紹介すると，断酒会のもつ独特の雰囲気についていけず離れてしまう女性も多い.

　こうした自助グループのもつ雰囲気というものは，実際に目でみて，触れ合ってみないとわからないことが多い. NA や AA，ダルクといったグループも同じである. ただ病院や当事者の家の近くにあるからという理由だけで，当事者を紹介したりせずに，治療者もきちんとそのグループと交流をもち，それぞれのグループの特徴を理解したうえで，紹介したいものである.

　そして最後に忘れてはならないことは，冒頭に述べたように「依存症は慢性疾患」であるということである. 対象となる依存物質が止まったからといって，「依存症そのもの」が治ったわけではない. たとえ 10 年クリーン期間が続いた者であっても，たった一度のスリップで，再発してしまうこともある. また薬物が止まった代わりに，アルコールが始まったり，リストカットなどが始まってしまうこともある. こうした生涯にわたる再発のリスクを少しでも減らすためには，当事者同士のつながりや，本人が安心して存在できる居場所が必要不可欠である.

　治療者は，当事者が安心して正直にいられる居場所を提供すること，それもできるだけ沢山の居場所を提供できるようでありたい.

　依存症となる者はその障害から，人との関係を長く保つことが下手な傾向にあるため，ひとつやふたつの居場所では，いつつながりを断ち切ってしまうかわからない. そのために，「ここがダメでも，あそこがあるさ」程度の軽い気持ちで，当事者の居場所を提供できるよう，治療者自身がひとつでも多くの社会的サポートを提供できる社会資源とつながり，当事者の経済状態に合わせた，より当事者に合う「応援団」を作り上げていくことが大事な目標となる.

　しかもそれがおそらく何度も壊れたり，また同じことを初めからやり直す羽目に

JCOPY 498-22944

なったりを，生涯繰り返しながら依存症治療というものは進んでいく．

　こうした，一見するとあまり治療効果が見えないような時にも，治療者はあきらめず，へこたれず，少しでも明るい未来がいつか来ることを期待して進んでいかなければならない．

　そうした意味において，依存症治療におけるエキスパートのコツとは，視野を広く保ちながら，かつ「ケ・セラ・セラ」の精神で，とにかく気長に，そして温かく見守りながら，つかず離れず伴走できるような姿勢を保ち続けること，といえるのかもしれない．

文献

❶ 武藤岳夫，角南隆史，杠　岳文，他．一般病院アルコール外来でのアルコール使用障害の治療転帰―節酒を治療目的の一つに掲げたことがもたらしたもの．日本アルコール・薬物医学会雑誌．2013; 48: 47–57.

❷ 松本俊彦．専門家のいらない薬物依存治療―ワークブックを用いた治療プログラム「SMARPP」．精神誌．2015; 117: 655–62.

❸ 松本俊彦．マトリックスモデルとは何か？　治療プラグラムの可能性と限界．龍谷大学矯正・保護研究センター研究年報．2010; 7: 63–75.

❹ 松下幸生，佐久間寛之，樋口　進，他．入院治療における心理社会的アプローチ．Fronti Alcohol．2015; 3: 170–3.

❺ 鈴木康夫．アルコール症者の予後に関する多面的研究．精神誌．1982; 84: 243–61.

❻ 中山秀紀．認知行動療法による治療介入．Fronti Alcohol．2015; 3: 35–6, 38–40.

❼ 杠　岳文．アルコール関連問題の早期介入プログラム: HAPPY．医学のあゆみ．2015; 254: 983–6.

❽ Miller WR, Sanchez VC. Motivating young adults for treatment and lifestyle change. In: Haward GS, Nathan PE, editors. Alcohol use and misuse by young adults. Notre Dame: University of Notre Dame Press; 1994. p.55-81.

❾ 分担研究者　松本俊彦．薬物関連精神障害臨床における司法的問題に関する研究．2006.

〈高部知子〉

パーソナリティ障害群

パーソナリティ障害とは

　アメリカ精神医学会の精神障害の診断と統計マニュアル（Diagnostic and Statistical Manual of Mental Disorders: DSM-5）では，パーソナリティ障害（Personality disorder: PD）とは，その人が属する文化から期待されるものから著しく偏り，広範でかつ柔軟性がなく，青年期または成人期早期に始まり，長期にわたり変わることなく，苦痛または障害を引き起こす内的体験および行動の持続的様式であると定義している 表1.

　パーソナリティ障害は，A群パーソナリティ障害 Cluster A Personality Disorders（奇妙で風変りな特徴を主体），B群パーソナリティ障害 Cluster B Personality Disorders（演技的，情動的および不安定な特徴を主体），C群パーソナリティ障害 Cluster C Personality Disorders（不安または恐怖を感じてい

表1 アメリカ精神医学会のパーソナリティ障害診断基準 DSM-5

A: その人の属する文化から期待されるものより，著しく隔たった，内的体験および行動の持続的様式．この様式は次の領域の2つ（またはそれ以上）の領域に現れる．   1. 認知（すなわち，自己，他者および出来事を知覚し解釈する仕方）   2. 感情性（すなわち，情動反応の範囲，強さ，不安定性，および適切さ）   3. 対人関係機能   4. 衝動の制御
B: その持続的様式は柔軟性がなく，個人的および社会的状況の幅広い範囲に広がっている．
C: その持続様式が，臨床的に著しい苦痛，または社会的，職業的，またはほかの重要な領域における機能の障害を起こしている．
D: その様式は安定し，長期間続いており，その始まりは少なくとも青年期または成人期早期にまでさかのぼることができる．
E: その持続様式は，ほかの精神疾患の表れ，またはその結果ではうまく説明されない．
F: その持続様式は，物質（例: 乱用薬物，投薬）または一般身体疾患（例: 頭部外傷など）の直接的な生理学的作用によるものではない．

（日本精神神経学会（日本語版用語監修），髙橋三郎・大野　裕（監訳）: DSM-5 精神疾患の診断・統計マニュアル. p.636-7, 医学書院, 2014）

JCOPY 498-22944

るように見える特徴を主体）の3つの群に分けられている.

　そして，A群には，猜疑性パーソナリティ障害／妄想性パーソナリティ障害（他人の動機を悪意あるものと解釈するといった広範な不信と疑い深さが特徴），シゾイドパーソナリティ障害／スキゾイドパーソナリティ障害（非社交的で他者への関心が乏しい，社会的関係からの離脱，感情表現の範囲が限定されるという特徴），統合失調型パーソナリティ障害（親密な関係で急に気楽でいられなくなる，そうした関係を築く能力が足りないこと，認知的または知覚的歪曲，風変わりな行動を中心とする特徴），B群には，反社会性パーソナリティ障害（他人の権利を無視しそれを侵害することを特徴とする．衝動的で社会的規範を破り，無責任な行動を繰り返す），境界性パーソナリティ障害（対人関係，自己像，感情の不安定および著しい衝動性を特徴とする．見捨てられないようになりふりかまわない努力をする．他者の理想化とこきおろしを行い，不安定で激しい対人関係をもつ），演技性パーソナリティ障害（過度な情動性，人の注意をひこうとすることを特徴とする．自分が注目の的になっていないと楽しくないため，しばしば不適切なほど性的な誘惑や挑発的な行動をとる），自己愛性パーソナリティ障害（空想や行動にみられる誇大性，賞賛されたいという欲求，共感の欠如を特徴とする），そしてC群には回避性パーソナリティ障害（社会的抑制，不全感および否定的評価に対する過敏性を特徴とする．他者からの批判や非難を受けたり，拒絶されたりすることを恐れ，重要な対人場面においても避ける），依存性パーソナリティ障害（面倒をみてもらいたいという過剰な欲求を特徴とする．そのため依存欲求を向ける他者に対して従属的でしがみつく行動をとり，分離することに不安を感じる），強迫性パーソナリティ障害（秩序，完璧主義，精神および対人関係のコントロールにとらわれるあまり，柔軟性・開放性・効率性が犠牲にされることを特徴とする）と10類型のパーソナリティ障害に分類されている.

　パーソナリティ障害の全般的な基準は満たすが，上記の特定のパーソナリティ障害に分類できない場合には，「特定不能のパーソナリティ障害」と診断される．パーソナリティ障害の中では，このタイプが多いといわれている．また，複数のパーソナリティ障害を同時にもっている場合もしばしばある.

　パーソナリティ障害は，認知，行動パターン，感情表出などに著しく偏りが生じることによって対人関係がうまくいかず，学校，家庭，職場などにおいて困難をきたすことが多く，そういった兆候は，青年期または成人期早期に認められている.

表2 境界性パーソナリティ障害 診断基準

対人関係，自己像，感情の不安定および著しい衝動性の広範な様式で，成人期早期までに始まり，種々の状況で明らかになる．以下のうち 5 つ（またはそれ以上）によって示される．

1. 現実に，または想像の中で，見捨てられることを避けようとするなりふりかまわない努力（注: 基準 5. で取り上げられる自殺行為または自傷行為は含めないこと）
2. 理想化と脱価値化との両極端を揺れ動くことによって特徴づけられる，不安定で激しい対人関係の様式
3. 同一性の混乱: 著明で持続的に不安定な自己像または自己意識
4. 自己を傷つける可能性のある衝動性で，少なくとも 2 つの領域にわたるもの（例: 浪費，性行為，物質乱用，無謀な運転，過食）
5. 自殺の行動，そぶり，脅し，または自傷行為のくり返し
6. 顕著な気分反応性による感情不安定性（例: 通常は 2〜3 時間持続し，2〜3 日以上持続することはまれな，エピソード的に起こる強い不快気分，いらだたしさ，または不安）
7. 慢性的な空虚感
8. 不適切で激しい怒り，または怒りの制御の困難（例: しばしばかんしゃくを起こす，いつも怒っている，取っ組み合いのけんかをくり返す）
9. 一過性のストレス関連性の妄想様観念，または重篤な解離性症状

（日本精神神経学会（日本語版用語監修），髙橋三郎・大野　裕（監訳）: DSM-5 精神疾患の診断・統計マニュアル．p.654，医学書院，2014）

　パーソナリティ障害の原因としては，生物学的特性や養育環境などが関連しているといわれているが，まだ十分にはわかってはいない．

　現在，パーソナリティ障害の治療としては，薬物療法や精神療法が行われているが，患者の積極的な治療参加や長期的な治療が必要となることから，治療脱落などが起こり，著明な改善が見られていないことが少なくない．

　ここでは，特に自殺念慮の高い，「境界性パーソナリティ障害」（Borderline Personality Disorder: 以下 BPD）を取り上げていく．BPD は，頻回するリストカットなどの衝動的な自傷行動や対人関係の激しさが，生涯にわたり続くことがあるが，治療的介入を受けるとそれらが 1 年以内から改善し始めることが報告されている 表2 ．

　近年，BPD に最も多くの実証的な研究報告がある，包括的なアプローチの精神療法である弁証法的行動療法（Dialectical Behavior Therapy: 以下 DBT）を紹介する．

JCOPY 498-22944

境界性パーソナリティ障害と弁証的行動療法

　弁証法的行動療法（DBT）は，マーシャ・M. リネハン（Marsha M. Linehan）博士により，BPD の診断基準をみたす自殺行為常習者のための包括的治療法として開発された認知行動療法である．BPD に対する有効性について対照試験を通して実証した初の精神療法でもある．

　これまで BPD は，セラピストにとっても大きなストレスとなる自殺未遂，自殺するという脅しや敵意反応などを示し，他の疾患に対して有効な治療法にも良好な改善をみることができないことから，治療が困難な障害の 1 つと考えられていた．DBT は，BPD の自己（情動）調節，対人関係，ストレス耐性に関するスキルの欠如を柱として行動的なスキルに焦点をあてたトレーニングと問題行動の再発防止スキルの向上に主眼を置いたものである．

　リネハン博士は，常に患者の行動の結果に焦点を置く方針に従い，認知行動療法的戦略の応用と修正を試み，また個人精神療法，家族療法，力動的精神療法だけではなく，自助グループ，瞑想などからも有効なスキルを絞りこんでいった．そして DBT は，行動を変化させる「行動主義」，意識を高め受容を促進し共感を育むスキルの「マインドフルネス」，そして頑迷さや停滞に直面をした際に「受容」と「変化」の間を，柔軟にバランスをとる「弁証法」の 3 つのパラダイムを統合させた．その結果，BPD の自己（情動）調節，対人関係，ストレス耐性に関するスキルの欠如の克服と自殺行為などの問題行動の再発防止スキルの向上につながった．

　DBT の治療マニュアルは，1984 年に完成し，スキルトレーニングマニュアルは，1993 年に刊行された．初版のマニュアルは，自殺の危険性の高い BPD の治療だけに焦点をあてたものであったが，その後，さまざまな疾患に対する研究が数多く行われた．具体的には，うつ病，双極性障害，アルコール・薬物乱用，摂食障害，不安障害などがある．

　また 2014 年にはスキルが大幅に改変され，発達障害にも効果が認められ，中学生や高校生の学校教育プログラムに導入されている．その他には，企業の士気や生産性を高める手段として用いているコンサルタントが活用するなど汎用性は高まりつつある．自殺傾向のある人の家族，家庭内暴力の被害者などさまざまな群に対する介入として，スキル・トレーニング単独でも有効であることが実証されている．

　改訂版 DBT マニュアルによれば，標準的な DBT の無作為化対照試験は 25

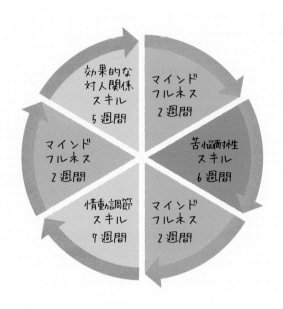

効果的な
対人関係
スキル
5 週間

マインド
フルネス
2 週間

苦悩耐性
スキル
6 週間

マインド
フルネス
2 週間

情動調節
スキル
7 週間

マインド
フルネス
2 週間

図1 グループ・スキル・トレーニング

編，スキルトレーニング単独での無作為化対照試験は 20 編の結果が公表されている．

　標準的な DBT は，マインドフルネス，効果的な対人関係スキル，情動調節スキル，苦悩耐性スキルの 4 つのスキルからなる．各スキルは 5 週から 7 週にわたって行うよう構成されており，1 年間（6 カ月を 2 クール実施）のプログラムが実施されている **図1**．

　治療プログラムは，個人精神療法，グループ・スキル・トレーニング，電話コーチング，セラピスト・コンサルテーションから構成されている．

　個人精神療法は，1 セッションを 50 分から 120 分として，週に 1 回実施する．そこでは，個人的な問題や宿題の提示・確認，スキルのフォローアップなどを行う．また，治療目標が階層化されている **図2**．

　グループ・スキル・トレーニングは，1 セッションを 90 分から 120 分として週に 1 回実施し，4 つのスキル（マインドフルネス，効果的な対人関係スキル，情動調節スキル，苦悩耐性スキル）を学ぶ．

　電話コーチングは，24 時間患者からの危機的状況の時のみ受け付けて，担当の治療者が対応する．

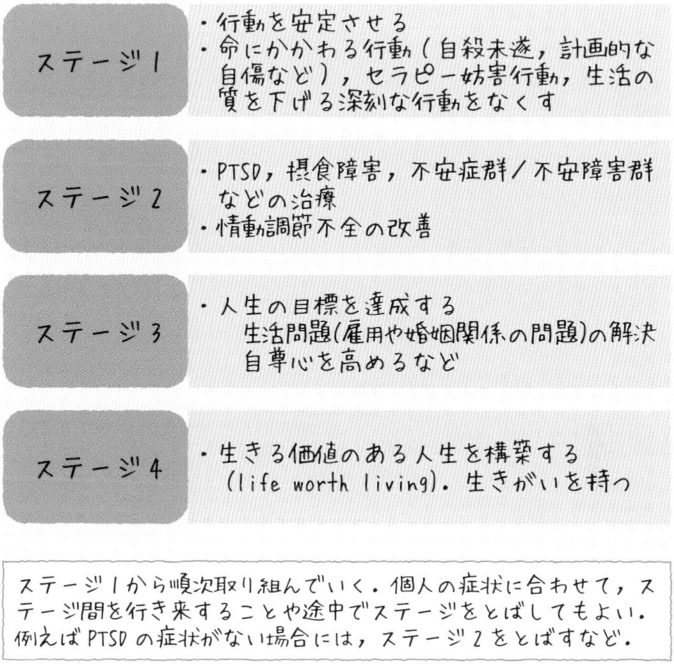

ステージ1	・行動を安定させる ・命にかかわる行動（自殺未遂，計画的な自傷など），セラピー妨害行動，生活の質を下げる深刻な行動をなくす
ステージ2	・PTSD，摂食障害，不安症群／不安障害群などの治療 ・情動調節不全の改善
ステージ3	・人生の目標を達成する 　生活問題(雇用や婚姻関係の問題)の解決 　自尊心を高めるなど
ステージ4	・生きる価値のある人生を構築する 　(life worth living)．生きがいを持つ

ステージ1から順次取り組んでいく．個人の症状に合わせて，ステージ間を行き来することや途中でステージをとばしてもよい．例えばPTSDの症状がない場合には，ステージ2をとばすなど．

図2 DBT の段階的治療目標

　セラピスト・コンサルテーションは，DBT にかかわっているすべての専門家が出席し，治療の進捗状況や患者の様子などをシェアしていく．DBT チームが一丸となって治療に取り組み，モチベーションを維持していく **図3**．

4 つのスキルモジュール

　マインドフルネスは，治療の中心であるため「中核的」スキルとよばれており，各スキルトレーニングの始めには，必ずマインドフルネスの実践を 2 週行わなくてはならない．

　マインドフルネスでは，「観察」，「描写」，「参加」することを学ぶ．「観察」とは，出来事，感情，行動の反応に注意を払い気づくことである．「描写」とは「観察」で得た出来事を言葉で表現することである．「参加」とは，マインドフルネスを習得する過程で得た経験に没入することを指す．またマインド

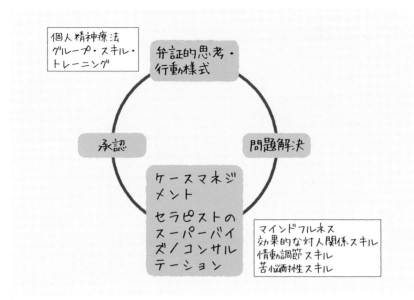

図3 DBT の治療戦略

フルネスには，どのようにして，観察し，描写し，参加するかということが
説明されている．判断をしない（中立な立場で，評価を加えることなく），ひ
とつのことに集中し（ある時点，この瞬間ではひとつのことだけをする），効
率的・効果的であること（「正しい」ことに注目するのではなく，むしろ，あ
る状況における自分の目標に注目し，それを達成するために必要なことを行
う．例えば，コンビニエンスストアで買い物をしている時に，店員の対応が
非常に乱暴で不親切だった場合に，その店員に対して「無礼である」と正当
な言い分を表現して，またどのような接客態度が望ましいということを説く
という「正しい行為」を選択するよりも，またはその場で喚起された怒りの
表出や正当性を示すのではなく，自分の望むものを手に入れられるようにす
る．つまり必要なものを購入して，さっさと向かうべき場所に行く）などで
ある．マインドフルネスは，日常生活のストレス場面で効果的に活用される
ことが望ましいのである．

　また，BPD 患者が人生の危機的状況に直面して生きる拠り所が失われ，そ
の状況下で生きる力や希望，生きる意義や目的について深く悩んでいる場合
には，マインドフルネスを継続的に実践していくことで，人生を生きる価値
のあるものとしてとらえられるようになるとリネハン博士は述べている．

JCOPY 498-22944

マインドフルネスでは，執着を手放し，愛情や思いやりを育んでいくことを目標とし，豊かで生きる価値ある人生を歩めるように指導していく．DBTでは，全てのスキルにマインドフルネスが関連づけられていることから，マインドフルネスの習得は必須となっている．

　効果的な対人関係スキルは，自分が望んでいることや必要なことを依頼する，断る，葛藤に対処しつつ関係を維持する，自尊心を保つといった戦略から構成されている．スキルには，効果的な対人関係を妨げる要素を同定するスキルや，どのタイミングでどの程度自己主張をするべきかを考慮するスキルなども含まれている．改訂版では，新たに2つのスキルが追加された．

　ひとつは，必要な対人関係を特定して構築していき，不要な対人関係をうまく終了させることを目的としたスキル．もう一つは，対人相互作用の受容と変化のバランスに焦点を当てたスキルで，ステップファミリーの若者に向けたトレーニングとして開発されたものである．トレーニングには，親も参加することができるようになっている．

　情動調節スキルは，患者が苦痛に満ちた情動状態にある時に，これをコントロールできるように助けることが，目的とされている．情動機能に関する教育的な資料を示しながら，情動を同定し分類する，自己管理や達成感を増すことによって情動の脆弱性を減らす，肯定的な情動の出来事を増やす，現在の情動を中立的に観察し，描写する，マインドフルネスを活かす，情動のままに行動を起こす衝動とは正反対の行動をとる（オポジット・アクション）ことによって情動の行動・表現要素を変化させるようにする．改訂版でもっとも大きな見直しが行われたのは，情動調節スキルである．具体的には，情動分類が，嫌悪，羨望，嫉妬，罪悪感を追加して6から10に増やされた．このため標準的なDBTのスケジュールにおいてセッション数が増加し，患者がより細かく情動を分類ができるように指導していく．情動反応のスキルには「チェック・ザ・ファクト（check the facts）」と「問題解決（problem solving）」の2つ追加され，オポジット・アクションも拡大された．情動の脆弱性を減少させるためのスキルは「ABC PLEASE」としてまとめられ，肯定的情動の蓄積に関するスキルとして「楽しい出来事のリスト（Pleasant Events List）」，普遍的価値や人生の優先事項をまとめた資料も作成された．それらは，若者から成人まで活用できるように工夫されている．新しいスキルとしては，困難な状況に先立って対処戦略を実行する方法として事前対処（cope ahead）や「ナイトメア・プロトコル」と「睡眠衛生プロトコル」なども追

加され，情動調節スキルの内容が豊富になった．

　苦悩耐性スキルでは，苦悩に満ちた情動や状況に屈することなく，状況を
さらに悪化させてしまうような行動に及ぶことなく，つらい感情や状況に対
応していくことを患者に教える．苦悩耐性スキルには，危機克服スキルと受
容スキルがある．具体的には，注意をそらす，自己への慰め，現状の改善，
苦悩を耐えることのメリットとデメリットの考察とデメリットへの対処，徹
底的な受容，人生において必要なことをする，などがある．

　改訂版では，危機的なサバイバルスキルとして，極端な情動を迅速に調節
するために身体反応を変えることを目的とした「TIP」[*1] スキルを含め，弁証
法的節制（dialectical abstinence），明確な思考（clear mind），コミュニティ
における強化，代わりとなる抵抗（alternate rebellion）・適応的否認（adaptive
denial）といった一連の依存行動を減少させるための新スキルが追加された．
また，ストレス場面で立ち止まって，一歩下がり，観察し，そしてうまく前
進するという「STOP」[*2] スキルが，最初に指導されるスキルとして提示され
ている．

弁証法的世界観とそのアプローチ

　DBT の基本原理は，「弁証法」である．

　弁証法的真理とは，相反する立場からなる要素（テーゼとアンチテーゼ）
が統合（ジンテーゼ）されて生じる．善と悪，肯定と否定のように二極対立
するテーゼとアンチテーゼが統合されることで導かれた状態は，より発展し
たものとなる．

　DBT ではこの弁証法的視点を BPD 患者の持つ正しいか・誤っているか，好
きか・嫌いか，白か・黒かなどの極端で二極化した思考や，ストレスなどの
刺激因子によって衝動的に移行してしまう行動様式（弁証的ジレンマ）を修
正するため採用した．その修正をするにあたっては，患者には弁証法的視点

---

*1 Temperature: 冷水を使って体温を下げる
　Intense exercise: 激しい有酸素運動を行う
　Pased breathing: 一定間隔の呼吸
　Paired muscle relaxation: ペア筋弛緩

*2 Stop: 止まる，反応しない
　Take a step back: 状況から（頭の中で，または物理的に）一歩下がる
　Observe: 観察する．何が起こっているかなどの情報を収集する
　Proceed mindfully: マインドフルに進める

JCOPY 498-22944

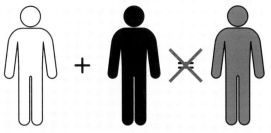

白と黒を足して灰色になることではありません。

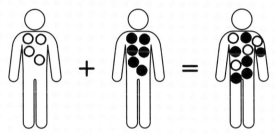

自分の中にある白い部分と黒い部分が併存していられるようになることを目指します。

🎨 図4 BPD の弁証的ジレンマ

を持つ技法を教示し，治療者自身もその態度が求められる 🎨 図4.

　具体的には，どちらかに傾くこともなく，バランスのとれた思考や行動を習得する「中道を歩く」というスキルについて教育をする.

　DBT では，患者の問題行動を検討していき，バランスよく人生を生きる能力を強化する. 具体的には，患者は，リストカットしてしまう現状を受け入れ，自分をありのままに認めるという自己受容とともに，リストカットをしないで，問題を解決できる自分に変化させていくことをバランスよく指導する 🎨 図5.

　DBT を習得すると，リストカットなどの問題行動を適切な行動に置き換えられるようになる. これにより突然の刺激因子があったとしても，衝動的に一方に偏った行動をとることがなくなる.

　これは，患者が「中道を歩く」スキルを身につけ，ストレスフルな場面においても，その状況を否認や回避するためにリストカットせずに，しっかり

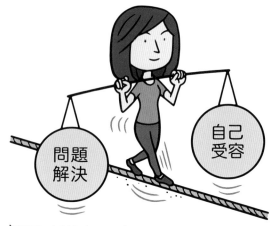

図5 中道を歩く，バランスをとる

と受け止めた上で，どのように解決してうまく状況を変化させていくかを戦略的に考えて実行できるようになるからである．

マインドフルネス

マインドフルネスとは，今というこの瞬間に，判断したり，何かに捕らわれたりすることなく，意識的に集中する行為のことである．もともとは，「気を配る，注意深くいる」などの意味として欧米では使われている．実際に日本の新幹線のアナウンスでも「When you carry your baggage, be mindful of other passengers（手荷物を移動される場合は，周囲のお客様に十分お気をつけてください）」と「マインドフル」が使用されている．

マインドフルネスの対照語は，「マインドレスネス」である．「マインドレスネス」とは，私たちが通常生活しているその行為である．つまり，習慣的かつ機械的な行為のことである．

マインドフルな状況を作るには，非日常的なことを実践するとよい．例えば，これまでに食べたことがない食材を食べてみる．また，普段とは異なる経路で帰宅するなどである．

いずれも今までにやったことのないことを体験している私たちの状態がマインドフルな状態なのである．初めての食材を口にするときを想像してほしい．その食材に対して注意深く観察するだろう．観察する際には，自分の五

JCOPY 498-22944

感をフル稼働させながら，その食材に関する情報を引き出す．「においを嗅いだり」，「色合いを観たり」する．そして，食べるという行為にのみ意識を払い続けていると，さまざまなことが自分の中で起こっていることを自覚する．「美味しい」，「うれしい」，「酸っぱいにおいがする」，「どこで収穫されたのであろう」などという気持ち，思考や身体の感覚があふれてくる．懐かしい味だった時には，小さい頃の自分を思い出したりする．これはあたかも，生まれたての赤ん坊がはじめてこの世に誕生した後に経験する，すべてのことが真新しい状態に似ている．また「beginner's mind（初心）」でもある．

そして，マインドフルネスの実践を継続していくと，実は一貫性のない，現れては消えていく瞬間を経験できるようになる．マインドフルネスとは，すべての行動において，1つ1つの瞬間は，始まりであることを体験し，唯一無二の瞬間を，自由自在に生きることでもある．必死でしがみつき，執着している思いや気持ちは流動的であり，この世界のすべてのものは生滅して，とどまることなく常に変移しているという「無常」を知る（受け入れる）ことになる．それをリネハン博士は，「瞬間とひとつになることができる」と説明している．

マインドフルネスの有効性についての実証的な研究報告は多い．具体的には，情動調節が改善する，破壊的および煩悶とした思考や行動が減る，不快な気分が減る，うつや不安が減少する，痛みの症状の減少，慢性的痛みをもつ患者のうつ症状の改善，精神的苦痛の減少と幸福感の増加，うつ再発の危険性の減少などさまざまだ．現在欧米では，マインドフルネスの実践は，医療・福祉・教育・産業と現場を選ばず幅広く活用されているのが特徴でもある．

先述のとおり DBT では中核的スキルとして位置づけられており，患者に教える最初のスキルとなっている．同時に治療者にもマインドフルネスの習得が課題とされている．

マインドフルネス実践の目標は，苦痛や緊張，ストレスを減らし，喜びと幸せを増やすことにある．マインドフルネスの練習を重ねていくことで，日常生活の中に愛情ある思いやりを持つことができ，自身も生き生きと自分らしく豊かに生活を送れるようになる．

DBT のマインドフルネスは，さまざまなエクササイズが用意されており，正式なマインドフルネスを行えるだけの自己調節能力を持たない初心者向けのスキルも数多くある．もちろんマインドフルネスの上級者が日常生活で実

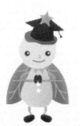

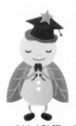

1. 手を前で合わせて合掌のポーズをとり
   ます.

2. 鼻からゆっくり4秒程, 息を吸い込み
   ながら, 合掌したまま手を上に押し上
   げていきます.

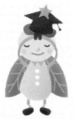

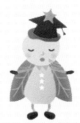

3. 下腹部に力を込めて, 両手は上げたま
   まで7秒ほど息を止めます. 吸い込んだ
   息を全身にめぐらせる感じをイメージ
   しましょう.

4. 肺に残っている息を全部吐き切るよう
   なイメージで, 両手を広げ, 8秒程かけ
   てゆっくり下ろしながら, 息を吐きま
   す. 1～4を6から12セット程毎日繰
   り返します.

図6 呼吸のマインドフルネス
いつでもどこでもできる. 2～4分でも OK. もっとできる場合は続けてもよい.
(ヒューマンウェルネスインスティテュート. マインドフルネスの実践法. https://humanwell
ness-institute.org/mindfulness/practice-method/)

践できるスキルもある. 他の精神療法で採用されているマインドフルネスと
比較するとより多様な現場で活用可能なエクササイズが多く日常生活にすぐ
導入できる. ここでは2つのマインドフルネスエクササイズをご紹介する. 呼
吸法を活用した「今ここ集中呼吸」と, 身体を活用した8ポージングのエク
ササイズである. 2つのエクササイズの良い点は, どちらもいつでもどこで
もできることである. また, 毎日実践することで, 血流を良くして, 心身の
健康維持にも寄与できるものである 図6, 図7.

JCOPY 498-22944

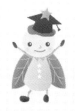

1. 木になる
   足は肩幅くらいに開く．左右を問わず，片方のつま先を真横に出し，両腕を真上に上げます．

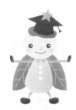

2. 枝を伸ばす
   両腕を肩と水平になるように下げて，指先を真上に向けます．

3. 風が吹いてきて木がしなる
   両手を上げ，片方の腕を頭の上に持っていきながら身体を左右のどちらかに傾けます．

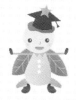

4. 根をはる
   体勢をもとに戻します．両手を広げ，②と同じように指先を真上に向けながら，しゃがみます．ふらつき等の心配があれば，机や椅子につかまりましょう．

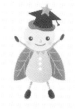

5. さらに成長する
   ゆっくりとつま先立ちになり，両腕を上げます．

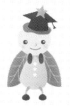

6. 強風が前から吹いてくる
   手を前にまっすぐと出し，上体を後ろに反らします．

7. 次は強風が後ろから吹いてくる
   両腕をひろげ，前傾します．

8. 最後は，成長し大きく育つ
   上げた足のつま先が軸足の膝につくようにします．つらい方は無理をせず，上がるところまで足を上げます．バランスがとりづらい場合は机や椅子などにつかまりましょう．

図7 木のポージングマインドフルネス
ジャズダンススタイルの創始者である Eugene Louis Faccuito 氏のリハビリウォーミングアップが基礎になっている．身体の筋が伸びてしなやかに，しかも安全に実施することが可能である．米国では，心筋梗塞や脳梗塞後遺症などのリハビリにも活用されているウォーミングアップをマインドフルネスのコンテンツを取り入れたポーズで構成されている．
(ヒューマンウェルネスインスティテュート．マインドフルネスの実践法．https://humanwellness-institute.org/mindfulness/practice-method/)

DBT を成功させるために重要な承認戦略

　承認戦略は，DBT において最も直接的に受容を促す戦略だ．「承認」とは，患者の行動，感情，思考は，理解ができて，根拠があることを本人に伝えることである．承認の方法は，2 つある．1 つは，言葉で直接的に承認をする方法．具体的には，「なるほど！」や「それは，よくわかる」などの最小限の表現を用いて患者の話す内容を支持していることを伝える方法である．もう1 つは，機能的承認で，患者の話す内容に根拠があり，有効で理解可能であると患者が思えるように治療者が反応することだ．例えば，患者が，午前中の治療について話すよりも，今ここでの自分の状態について話すほうが重要であると主張した場合には，治療者は，患者の今ここでの状況についての会話に重点を置くようにする．特に BPD の治療にとっては，この 2 つの承認が大切だ．DBT では，患者の中にある「知恵」（goodness）や「賢明さの種」（kernel of wisdom）を探しながら，人生の目標を達成して，向上させる患者本来の能力に注意を向けていく．患者を繊細すぎると否定したり，治療をあきらめたりせず，応援し続けることが何よりも重要である．

　承認には，多くの利点がある．具体的には，治療中のつらい時期に患者を落ち着かせる，治療関係をよくする，治療者の患者に対する共感性を高める，そして何より将来的には，患者が自身を承認できるようになることである．

JCOPY 498-22944

トラブル 💡 シューティング

問 マインドフルネスの実践において，クライエントが「つらい」ために，マインドフルネスの宿題ができないという訴えがあった場合にはどうするか

答え 「しばらく実践をやめてもいい」と伝える．マインドフルネスは，「精神療法ではなく，心のエクササイズなので，実践におけるイニシアチブはあなた自身ですよ」と指導していく．しかし，マインドフルネスを習得するためには練習のみしかないことと，繰り返しセッションの中で話す．そして，調子のよい時に時間を短く（5分実践するところを2分に短縮する）してもいいので，できるだけ練習をするように伝える．長期にわたり患者がマインドフルネスの宿題を実施してこない場合は，グループ・スキル・トレーニングにおいて，マインドフルネスの体験のシェア時に，患者がシェアした内容に十分に注意を払い，技法に誤りがないかを点検していくことが大切だ．

文献

❶ American Psychiatric Association (2013). Diagnostic and statistical manual of mental disorders. 5th ed. Washington DC: American Psychiatric Association.（アメリカ精神医学会．髙橋三郎，大野 裕，監訳．DSM-5 精神疾患の診断・統計マニュアル．東京: 医学書院; 2014）
❷ Grant BF, Hasin DS, Stinson FS, et al. Prevalence, correlates, and disability of personality disorders in the United States: results from the national epidemiologic survey on alcohol and related conditions: J Clin Psychiatry. 2004; 65: 948-58.
❸ Linehan MM. Cognitive-behavioral treatment of borderline personality disorder. New York: Guilford Press; 1993.
❹ Linehan MM. Skills training manual for treating borderline personality disorder. New York: Guilford Press; 1993.
❺ Linehan MM. DBT® Skills Training Handouts and Worksheets. 2nd ed. New York: Guilford Press; 2014.
❻ Linehan MM. DBT® Skills Training Manual. 2nd ed. New York: Guilford Press; 2014.
❼ McMain SF, Guimond T, Barnhart R, et al. A randomized trial of brief dialectical behaviour therapy skills training in suicidal patients suffering from borderline disorder. Acta Psychiatr Scand. 2017; 135: 138-48.

〈石井朝子〉

おわりに

　本書は，認知行動療法を一般の臨床場面で活用するようになっていただきたいという工藤喬先生の発案で企画されました．認知行動療法というと，マニュアルに沿って型どおりに実施する対話療法というイメージがありますが，本書を読んでいただければわかるように，そのような堅苦しいものではありません．精神疾患など，心身の不調に苦しんでいる人がしなやかに行動し考えて自分の人生を取り戻せるように手助けするアプローチです．

　認知行動療法は「常識の精神療法」といわれていることからもわかるように，多くの臨床家が日常臨床のなかで使っている効果的な方法を，効率的に提供できるようにまとめたものです．そこで，本書では，精神疾患ごとに本邦のリーディングエキスパートの方々に認知行動療法の実施の基本型を解説していただきました．そのうえで，それぞれの執筆者の方々が臨床場面で行われている工夫についても紹介していただきました．

　その結果，疾患横断的に活用できる認知行動療法のエッセンスと，各疾患ないしは症状に特異的なアプローチを理解していただける内容になったと思っています．ぜひ，本書を通読していただいて，日常臨床のなかで認知行動療法を患者さんの役に立てていただけることを願っています．

　　2023 年 1 月
　　　　　　　　　　一般社団法人認知行動療法研修開発センター　理事長
　　　　　　　　　　　　　　　　大　野　　　裕

索　引

日常臨床で使える認知行動療法ハンドブック ©

発　　　行　2023 年 3 月 15 日　　1 版 1 刷

編　集　者　工　藤　　　喬
　　　　　　大　野　　　裕

発　行　者　株式会社　中 外 医 学 社
　　　　　　代表取締役　青　木　　　滋

　　　　　　〒 162-0805　東京都新宿区矢来町 62
　　　　　　電　　　話　03 3268 2701（代）
　　　　　　振替口座　　00190-1-98814 番

イラスト/内山良治　　　　　　　　　　　　　　〈MS・YS〉
印刷・製本/三報社印刷（株）
ISBN 978-4-498-22944-0　　　　　　　　　Printed in Japan

JCOPY ＜（社）出版者著作権管理機構　委託出版物＞

本書の無断複製は著作権法上での例外を除き禁じられています.
複製される場合は，そのつど事前に，（社）出版者著作権管理機構
（電話 03-5244-5088，FAX 03-5244-5089，e-mail: info@jcopy.
or.jp）の許諾を得てください.